基层医疗卫生机构
艾滋病综合防控工作指南

主编 肖绍坦 辛 辛

苏州大学出版社

图书在版编目(CIP)数据

基层医疗卫生机构艾滋病综合防控工作指南/肖绍坦,辛辛主编. —苏州:苏州大学出版社,2022.6
ISBN 978-7-5672-3714-8

Ⅰ.①基… Ⅱ.①肖… ②辛… Ⅲ.①获得性免疫缺陷综合征－防治－指南 Ⅳ.①R512.91-62

中国版本图书馆 CIP 数据核字(2021)第 196433 号

基层医疗卫生机构艾滋病综合防控工作指南
肖绍坦 辛 辛 主编
责任编辑 倪 青
助理编辑 张亚丽
封面设计 吴 钰

苏州大学出版社出版发行
(地址:苏州市十梓街1号 邮编:215006)
苏州工业园区美柯乐制版印务有限责任公司印装
(地址:苏州工业园区双马街97号 邮编:215121)

开本 787 mm×1 092 mm 1/16 印张 15.25 字数 344 千
2022 年 6 月第 1 版 2022 年 6 月第 1 次印刷
ISBN 978-7-5672-3714-8 定价:48.00 元

图书若有印装错误,本社负责调换
苏州大学出版社营销部 电话:0512-67481020
苏州大学出版社网址 http://www.sudapress.com
苏州大学出版社邮箱 sdcbs@suda.edu.cn

《基层医疗卫生机构艾滋病综合防控工作指南》编写组

主　　编：肖绍坦　辛　辛
副 主 编：张　勇　金樱枝　陈盼盼
编写人员：（按姓氏笔画排序）

王　涛　朱黎丹　刘　欣　刘汉涛　刘诗宏
汤　琰　李　漾　李世宏　肖绍坦　吴平安
何娉婷　辛　辛　沈晓青　宋爱红　张　勇
张　雯　张贺礼　陈　婧　陈建荣　陈盼盼
陈超英　邵　鹏　金樱枝　周　弋　周晓林
赵　华　赵希畅　陶　丽　黄淑贤　蒋培华
瞿镇宇

前 言

艾滋病作为一种严重危害人类健康的传染病，已成为全球关注的重点公共卫生问题。联合国数据显示，2019年全球约有3 800万艾滋病病毒感染者。截至2019年年底，我国报告存活艾滋病病毒感染者96.3万例。近年来，上海市浦东新区的艾滋病病毒感染情况日趋严重，流行趋势从最初的高危人群逐渐扩散到普通人群，并出现年轻化等新的流行特征。艾滋病不可治愈的现状和隐秘的传染方式不断给艾滋病防治工作提出新的挑战。加强感染病例的管理，规范医疗机构的服务，对疾病早发现、早治疗、早干预，以及普及防控知识等综合措施是预防和控制艾滋病的有效方法。

根据《国务院关于进一步加强艾滋病防治工作的通知》（国发〔2010〕48号）和《上海市遏制与防治艾滋病"十三五"行动计划（2016—2020）工作目标》的要求，上海市浦东新区全面推动全区艾滋病性病防治工作，完善"政府主导、多部门合作、全社会参与"的疾病防控机制，探索"爱之浦东"讲师团等浦东新区特色品牌项目，使各项策略和措施得到较好的贯彻和落实，并已初见成效。具体工作措施主要包括：利用各种媒介，扩大健康宣传教育覆盖面；落实艾滋病干预措施，扩大综合干预覆盖面；加强监测检测网络建设，扩大检测范围；加强感染者和患者的发现、随访、治疗等管理工作，提升工作质量；以建设"艾滋病综合防治示范区"为契机，全面落实各项防控工作。

为保证基层工作人员在开展的各类艾滋病防治工作中能做到标准、规范、有效，上海市浦东新区疾病预防控制中心组织有关专家和有经验的工作者，按照文字简明、内容突出、实用性强、具有可操作性等要求编写了这本《基层医疗卫生机构艾滋病综合防控工作指南》。同时，中心广泛征求了国内同行和专家的意见，根据本地实际情况，总结了一套在上海市浦东新区先试先行、可复制、可推广的艾滋病基层防治模式。

本指南共分为七章，分别是艾滋病防治健康教育、艾滋病高危行为干预、艾滋病哨点监测、艾滋病咨询检测、艾滋病疫情报告与管理、艾滋病病毒感染者随访管理及艾滋病病毒职业暴露预防处置,不仅对每项工作的指标与要求、操作流程、方案内容做了详尽的说明,还对健康教育、咨询检测、职业暴露提出了实用的建议,并附有知识问答、参考图表、操作手册和相关规范文件,适合各级医疗机构、疾控机构和社区组织中参与艾滋病监测、宣传、随访、干预、检测等的工作人员使用,也可作为艾滋病防治相关工作的培训教材。

本指南的编写得到了上海市疾病预防控制中心,上海市公共卫生临床中心,上海市浦东新区二、三级医院和各社区卫生服务中心中从事艾滋病防治、随访管理和健康宣教等工作人员的帮助和支持,我们在此表示由衷的感谢!读者若对本指南内容有疑义,请及时与上海市浦东新区疾病预防控制中心艾滋病性病防治科联系。本指南在编写过程中难免有疏漏之处,欢迎读者朋友在实际应用中提出宝贵意见,促其日臻完善,更好地发挥其对艾滋病综合防控工作的指导作用。

编者

2021 年 5 月

目 录

绪论 /1

第一章　艾滋病防治健康教育　/5

第一节　概述　/5
第二节　开展主题宣传日活动　/5
第三节　"爱之浦东"讲师团　/8
第四节　"爱之浦东"微信公众号　/11
第五节　相关文件及填写要求　/13

第二章　艾滋病高危行为干预　/24

第一节　概述　/24
第二节　工作内容和步骤　/24
第三节　工作指标与要求　/28
第四节　知识与问答　/29
第五节　相关文件及填写要求　/34

第三章　艾滋病哨点监测　/54

第一节　概述　/54
第二节　工作内容和步骤　/54
第三节　工作指标与要求　/58
第四节　知识与问答　/58
第五节　相关文件及填写要求　/60

第四章 艾滋病咨询检测 /79

第一节 概述 /79

第二节 工作内容和步骤 /80

第三节 工作指标与要求 /84

第四节 知识与问答 /85

第五节 相关文件及填写要求 /91

第五章 艾滋病疫情报告与管理 /163

第一节 概述 /163

第二节 工作内容和步骤 /163

第三节 工作指标与要求 /169

第四节 知识与问答 /170

第五节 相关文件及填写要求 /172

第六章 艾滋病病毒感染者随访管理 /185

第一节 概述 /185

第二节 工作内容和步骤 /186

第三节 工作指标与要求 /191

第四节 知识与问答 /194

第五节 相关文件及填写要求 /198

第七章 艾滋病病毒职业暴露预防处置 /219

第一节 概述 /219

第二节 工作内容和步骤 /219

第三节 工作指标与要求 /224

第四节 知识与问答 /225

第五节 相关文件及填写要求 /227

参考文献 /234

绪 论

根据《国务院关于进一步加强艾滋病防治工作的通知》《遏制艾滋病传播实施方案（2019—2022年）》《第四轮全国艾滋病综合防治示范区工作指导方案（2019—2022年）》等相关文件要求，为全面推动上海市浦东新区（以下简称"浦东新区"）艾滋病性病综合防治工作，完善"政府主导、多部门合作、全社会参与"的疾病防控机制，浦东新区艾滋病防治工作主要围绕以下几个方面开展。

一、利用各种媒介，扩大健康宣传教育覆盖面

1. 做好各类宣传日活动

认真做好"12·1"世界艾滋病日宣传活动，配合做好"6·26"国际禁毒日宣传活动，在全区媒体平台和重点场所开展以艾滋病性病综合防治、无偿献血等为主要内容的公益广告宣传。（由区疾控中心，二、三级医院及社区卫生服务中心主要负责）

2. 做强"爱之浦东"讲师团

从社区、企业、高校等人群中招募志愿者，对其开展培训，组成"爱之浦东"讲师团。组织讲师团到社区、企业、高校等地方开展艾滋病防治公益巡回演讲，在青年学生、农民工、育龄妇女等人群中有针对性地开展健康宣传教育，结合党校、团校、行政学院等领导干部培训开展艾滋病政策宣讲活动。（由区疾控中心、社区卫生服务中心主要负责）

3. 做大"爱之浦东"微信公众号

在"爱之浦东"微信公众号上定期发布最新的艾滋病相关信息，并通过多种途径推广微信公众号；同时，开通微信公众号延伸功能，例如通过互联网平台开展以自我风险评估和自我检测为核心内容的"互联网＋"干预工作。（由区疾控中心、社区卫生服务中心主要负责）

4. 动员和鼓励社会组织积极参与艾滋病防治工作

加强与热心于艾滋病防治事业的社会组织联系，支持并动员社会力量合作开展宣传教育、行为干预、咨询检测、患者管理、心理疏导、关怀救助、反歧视等工作。（由区疾控中心、社会组织主要负责）

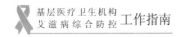

二、落实艾滋病干预措施，扩大综合干预覆盖面

1. 加强艾滋病社区干预

夯实以社区卫生服务中心为主体的对暗娼、流动人口进行艾滋病干预的工作模式，并进一步加强资金、技术支持；鼓励和支持社区卫生服务中心开展针对男男性行为人群的行为干预和动员检测工作。（由社区卫生服务中心主要负责）

2. 合力开展吸毒人群的艾滋病干预

开展艾滋病综合防治工作的单位可与上海中致社区服务社密切配合，共同开展针对社区吸毒人群的宣传教育、动员检测、健康评估等工作，共同为社工提供干预技术支持，提高吸毒人群的干预检测质量，加强戒毒药物维持治疗的日常管理，提高维持治疗的参与性。（由区疾控中心、社区卫生服务中心、中致社区服务社主要负责）

3. 推广安全套的使用

将督促娱乐场所等公共场所开展艾滋病综合防治宣传、摆放安全套或安装安全套销售装置作为艾滋病综合干预的重点工作内容之一，扩大安全套使用的覆盖面和可及性。（由二、三级医院，社区卫生服务中心主要负责）

4. 继续加强性病门诊建设

加强医疗机构的能力建设，完善诊疗服务网络，规范性病医疗服务行为。提供性病诊疗、妇女保健、生殖健康服务的医疗卫生机构须将相关服务与艾滋病性病干预工作结合，为就诊者提供规范化诊疗、咨询和转介服务，开展性病患者及其性伴侣的健康教育和综合干预的相关工作，降低性病患者感染艾滋病病毒的风险。（由二、三级医院主要负责）

5. 推进"一站式服务"试点工作

结合辖区内艾滋病性病的流行特点与防治措施，探索艾滋病性病预防控制工作的新机制，推动区疾控中心、社区卫生服务中心和社会组织开展"三位一体"的针对男男性行为人群的宣传教育、动员检测和行为干预工作，推进检测与治疗相结合的"一站式服务"试点工作。（由区疾控中心、社区卫生服务中心、社会组织主要负责）

6. 阻断母婴传播

做好艾滋病、梅毒、肝炎的母婴传播阻断工作的技术支持，阻断母婴传播。（由妇幼保健机构主要负责）

三、加强监测检测网络建设，扩大检测范围

1. 开展哨点监测

落实浦东新区国家级艾滋病性病综合哨点监测工作，提高监测数据质量。（由区疾控中心，二、三级医院，社区卫生服务中心主要负责）

2. 扩大咨询检测点

开设性病门诊的综合性医疗机构必须建立性病门诊日志，开展性病就诊人员的健康

教育和行为干预，提高性病门诊初诊人员的艾滋病、梅毒检测率。同时开设性病门诊的综合性医疗机构还需要扩大咨询检测点（PITC），提供艾滋病、梅毒咨询检测的服务工作。（由二、三级医院主要负责）

3. 建立艾滋病筛查体系

建立艾滋病筛查实验室，进一步完善浦东新区艾滋病性病实验室检测体系。（由二、三级医院主要负责）

4. 充分发挥艾滋病快速检测咨询点的作用

结合日常干预工作加强开设社区艾滋病快速检测咨询点的技术指导，扩大宣传动员，开展社区快速检测咨询与转介服务。（由社区卫生服务中心主要负责）

5. 做好监管场所的艾滋病防治工作

推进艾滋病监管人员的检测咨询工作，重点做好羁押场所新进人员的艾滋病筛查检测，提高数据报告质量。（由公安分局、司法局主要负责）

四、加强感染者和患者的发现、随访、治疗等管理工作，提升工作质量

1. 加强艾滋病性病报告

加强艾滋病疫情网络直报管理，提高艾滋病性病疫情信息报告的及时性、准确性和疫情管理工作的质量。（由医疗机构、社区卫生服务中心主要负责）

2. 规范开展艾滋病病毒感染者和艾滋病患者的流行病学调查、随访、干预等工作

对确证阳性的艾滋病新发病例开展流行病学调查，并于24小时内进行网络直报，提高首次流调、咨询的工作质量。（由区疾控中心主要负责）

3. 全面开展以社区卫生服务中心为主体的艾滋病病毒感染者和艾滋病患者的随访管理工作

规范建立艾滋病病毒感染者和艾滋病患者的健康档案，将综合干预措施纳入随访管理的主要内容，定期对艾滋病病毒感染者和艾滋病患者开展免疫学和病毒学的检测随访，督促艾滋病病毒感染者和艾滋病患者将感染或发病事实及时告知其性伴侣，促使性伴侣及时进行艾滋病检测。（由社区卫生服务中心主要负责）

4. 对符合治疗条件的艾滋病病毒感染者和艾滋病患者进行转介治疗

进一步扩大艾滋病抗病毒治疗、中医药治疗的覆盖面，积极推动艾滋病病毒感染者和艾滋病患者及早治疗，重点关注婚内传播者以及异地来沪人员中有直系亲属跟随的患者的抗病毒治疗。（由区疾控中心主要负责）

5. 完成其他项目工作

完成年度艾滋病新发感染的监测检测和评价、疫情估计等项目工作，开展以先天性梅毒报告为主要内容的数据质量核查。（由区疾控中心主要负责）

五、以建设"艾滋病综合防治示范区"为契机，全面落实各项防控工作

1. 加强相关部门的工作合作

根据上海市艾滋病综合防治示范区（以下简称"示范区"）四年工作规划和年度工作计划的要求，浦东新区成立了示范区管理办公室，制订了区年度工作计划和督导评估方案，开展示范区工作培训和督导，有效落实各项工作要求和措施，确保完成示范区的年度工作任务。（由区卫健委、区疾控中心主要负责）

2. 合理使用相关经费

充分整合浦东新区艾滋病预防与控制"十三五"行动计划、常规工作、示范区的目标任务、专业人员和工作经费，确保艾滋病防治工作的顺利开展。（由区卫健委、区疾控中心主要负责）

第一章 艾滋病防治健康教育

第一节 概述

健康教育是指通过有计划、有组织的系统的社会教育活动,使人们自觉地采纳有益于健康的行为和生活方式,消除或减少影响健康的危险因素,预防疾病,促进健康,提高生活质量,并对教育效果做出评价。

获得性免疫缺陷综合征(acquired immunodeficiency syndrome,AIDS),又称艾滋病,是一种危害性极大的传染病,由感染人类免疫缺陷病毒(human immunodeficiency virus,HIV)引起,主要通过血液、性行为和母婴传播。

艾滋病健康教育的目的是促使人们改变不安全的行为。20多年的艾滋病防治实践证明,开展深入、持久、科学而正确的健康教育是预防与控制艾滋病最有效的措施之一。健康教育的基础在基层,并且需要根据青年学生、企业员工、工地工人、社区老年人、男男性行为人群等不同人群的特点,开发适宜的宣传资料,动员社会力量,发挥同伴教育的作用,充分利用线下培训、讲座活动及线上新媒体科普宣传教育相结合的形式,才能互补式地全方位扩大宣传效果。在实际宣传教育过程中,我们可以通过真实案例警示、核心知识点宣传、科普辟谣、高危行为感染风险评估、健康生活方式指导等内容的普及,增强宣传实效,不断扩大宣传的广度与深度。

第二节 开展主题宣传日活动

自1981年世界第一例艾滋病病毒感染者被发现以来,艾滋病对人类社会造成了严重危害,已成为重大的公共卫生问题和社会问题,引起世界卫生组织及各国政府的高度重视。为号召全世界人民团结一致共同抗击艾滋病,1988年世界卫生组织宣布每年的12月1日为"世界艾滋病日"。健康主题宣传日的设立,是社会各界对健康问题的重视和态度的反映,既可以强化民众对疾病的认识,也可以为相关部门或机构开展相应宣传教育活动提供良好的平台和契机。通过在"世界艾滋病日"前后时间段集中开展形式多样的宣传活动，可以有效提升艾滋病传播途径、防控措施和治疗政策的知晓率，提高艾滋病高危人群的检测率，同时减少人们对艾滋病的歧视和偏见等行为。艾滋病主题宣传日的活动还可以根据需要，结合"国际禁毒日""世界避孕日"等相关卫生日的主题活动共同开展，进一步扩大宣传干预的辐射范围。

一、工作内容和步骤

（一）社区卫生服务中心

1. 宣传品制作

社区卫生服务中心每年应至少批量制作一种与艾滋病相关的宣传品。宣传品体裁不限，但设计要有特色，既贴近目标人群，又能体现艾滋病宣传主题。宣传品的制作和发放须做好记录，有制作发票复印件等凭证，有"宣传品制作发放清单"（附表1-1）。

2. "世界艾滋病日"宣传（"12·1"活动）

社区卫生服务中心应在每年12月1日前后，按照上海市浦东新区疾病预防控制中心（以下简称"区疾控中心"）下发的"12·1"世界艾滋病日宣传通知的要求，结合社区实际情况，利用资源，发挥特色，举办系列活动（至少完成以下五项），填写"主题宣传日活动汇总表"（附表1-2）并交至区疾控中心分中心。系列活动包括但不限于以下五项：

（1）开展一场艾滋病主题宣传咨询活动。活动地点应选择流动人口聚集地或人口密集处，如工地、企业、菜市场、广场、地铁口、商业中心等。咨询活动可以与相邻社区或者二、三级医院联合开展，以扩大宣传规模和影响力。

（2）开展一场艾滋病主题讲座。讲座应针对重点人群，如初中以上青年学生，确保至少50人参与。

（3）制作一块黑板报，在居民小区或社区卫生服务中心宣传。

（4）利用电子屏，在居民小区或社区卫生服务中心宣传。

（5）分发、张贴宣传品，如安全套、易拉宝、横幅、折页、海报等，分发、张贴后须拍照存档。

3. "国际禁毒日"宣传（"6·26"活动）

6月26日"国际禁毒日"的宣传活动由街道（镇）政府及禁毒办主导。社区卫生服务中心在禁毒日前期，应积极联系各街道（镇）禁毒办和社工，商讨各自的宣传内容和分工，积极配合开展相关宣传活动，将艾滋病主题融入禁毒宣传活动中，填写"主题宣传日活动汇总表"（附表1-2）并交至区疾控中心分中心。社区卫生服务中心除参与禁毒办的主题活动外，还须至少完成以下一项宣教内容：

（1）制作一块黑板报，在居民小区或社区卫生服务中心宣传。

（2）利用电子屏，在居民小区或社区卫生服务中心宣传。

（3）分发、张贴宣传品。宣传品内容应贴合当年的禁毒日宣传主题，形式不限，如安全套、易拉宝、横幅、折页、海报等形式均可。宣传品分发、张贴后须拍照存档。

(4) 开展一场艾滋病相关主题的讲座，人数不限。

（二）二、三级医院

1. "世界艾滋病日"宣传（"12·1"活动）

各二、三级医院应按照区疾控中心下发的"12·1"世界艾滋病日系列活动宣传通知的基本要求，利用医院资源开展艾滋病宣传活动，如制作黑板报，利用医院电子屏，分发安全套、折页，张贴海报，悬挂横幅等，活动结束后，须在1周内填写"主题宣传日活动汇总表"（附表1-2），并交至区疾控中心分中心。

2. "国际禁毒日"宣传（"6·26"活动）

各二、三级医院应在禁毒日宣传前期，在医院内开展禁毒宣传活动，分发、张贴宣传品，宣传品内容应贴合当年的禁毒日宣传主题，形式不限，如安全套、易拉宝、横幅、折页、海报等形式均可，活动结束后，须在1周内填写"主题宣传日活动汇总表"（附表1-2），并交至区疾控中心分中心。

二、工作指标与要求

（一）社区卫生服务中心

1. 制作宣传品

社区卫生服务中心每年须至少新制一种与艾滋病相关的宣传品。当年的宣传品制作凭证、"宣传品制作发放清单"（附表1-1）须留档备查，发放清单的记录须清晰、真实、准确。

2. 开展主题宣传日活动

社区卫生服务中心须在宣传日活动结束1周内上交影像资料（有日期、能体现宣传日主题）、小结（内容齐全）和"主题宣传日活动汇总表"（附表1-2）至区疾控中心分中心，其他如讲座PPT、签到表、宣传计划等相关资料须留档备查。

（二）二、三级医院

要求同社区卫生服务中心。

（三）区疾控中心

（1）区疾控中心艾滋病性病防治科（以下简称"艾性科"）须及时制订、下发区级相关宣传日系列活动的方案和通知。

（2）区疾控中心艾性科负责组织、实施宣传日的区级宣传活动，收集、汇总相关资料，撰写宣传总结。

（3）区疾控中心分中心负责收集并核实社区卫生服务中心和二、三级医院的各宣传日活动资料，填写"_____分中心主题宣传日活动汇总表"（附表1-3），最后统一交至区疾控中心艾性科。

三、知识与问答

（一）如何着手艾滋病的健康教育工作？

（1）事先做好工作计划，多与领导汇报沟通，获得领导的支持，包括经费支持。

（2）制作有特色的宣传品，准备健康教育"万能包"（例如专门定制的含宣传内容的故事会、安全套、宣传折页、自制宣传小礼品、横幅、海报等），如遇宣传日，可直接带上"万能包"开展宣传。在制作宣传品的时候，应充分考虑不同干预人群的需求，使宣传品贴近目标人群。

（3）挖掘本社区的现有资源，如与老年舞蹈队、话剧社团等联合开展活动，既能增加宣传形式，又能丰富宣传内容，寓教于乐。

（4）结合"世界防治结核病日""全国母乳喂养宣传日""世界肝炎日""国际安全套日""世界避孕日""妇女节"等宣传日开展活动，将防治艾滋病宣传融入其他预防保健宣传或主题活动日中，增强宣传效果。

（二）如何让更多部门参与"国际禁毒日""世界艾滋病日"等活动日的主题宣传？

（1）在活动日到来之前，提前与街道（镇）禁毒办等联系、沟通，商量活动分工、所需物资，如有困难，可争取上级领导出面协调。

（2）在日常工作中多与街道（镇）禁毒办的社工保持沟通，可以在禁毒办放置一些易拉宝，以促进禁毒和防治艾滋病宣传相结合。

（3）在工作中多与本单位从事结核病防治、健康教育、学校卫生、卫生监督协管等其他公共卫生工作的专业人员，或其他相关委办局工作部门建立合作，多沟通交流，争取更多的共同开展宣传活动的机会。

（三）宣传品制作和使用时须注意什么？

（1）制作的宣传品数目应适宜，既要满足当年宣传活动所需，又要避免宣传品囤积。

（2）宣传品种类应贴合目标人群的需求，内容丰富，实用性强，形式应有特色，避免单一。

（四）室外宣传活动的注意事项有哪些？

（1）如果宣传活动在室外举办，需要提前预约场地，必要时应提前踩点，注意活动当日天气，保证活动参与人员的出席率。

（2）注意人员分工，把各个活动环节落实到人，维护好活动现场秩序。

（3）建议在宣传活动中增加游戏、问答、竞猜等互动环节，提高活动参与人员的积极性。

（4）活动中发放宣传品时须注意节奏和秩序，避免宣传品被一抢而空。

第三节 "爱之浦东"讲师团

加强艾滋病防治是维护广大人民群众生命健康的重要举措。艾滋病防治应与健康中国行动紧密结合起来，坚持预防为主、防治结合、综合治理的原则，积极发挥社区组织和志愿者的作用，广泛动员社会力量，强化艾滋病预防宣传，不断增强群众健康责任意识。动员社会力量广泛参与健康宣传是加强宣传效果的重要基石。浦东新区疾病预防控制中心向全社会招募艾滋病防治志愿者，通过集中式招募、规范化培训、实战式试讲、一对一带教上岗、规范化聘任等流程组建了"爱之浦东"讲师团，深入社区、企业、大中专院校、初高中、拘留所、看守所等机构或者场所开展艾滋病防治公益巡回讲座，树立社会公益活动品牌，加强宣传效果。"爱之浦东"讲师团宣讲活动深入基层，社会反响良好，曾获"浦东新区十佳志愿者团队""上海市社会力量参与帮教优秀志愿团队"等荣誉称号。

一、工作内容和步骤

（一）社区卫生服务中心

1. 讲师团志愿者招募

社区卫生服务中心负责利用中心的外网/内网、公示栏、告示牌、微信公众号等资源和渠道广泛宣传"爱之浦东"讲师团，招募讲师团志愿者。讲师团志愿者须是有讲课激情、志于公益讲座的各类人群。讲师团志愿者的招募、培训、聘任工作由区疾控中心完成，开展讲师团志愿者招募等相关工作的影像资料须保存留档。

2. 组织讲座

社区卫生服务中心每年应针对初中及以上学生、企业员工、工地工人、流动人口、男男性行为者、吸毒人员、社区老年人等重点人群至少组织两场讲座，其中一场对象为青年学生，确保至少100人参加；另一场对象为任意重点人群，确保至少20人参加。讲座应于当年10月30日前完成，时间以实际完成的讲课日为准。

社区卫生服务中心须在讲座开始七个工作日前按照要求填写"干预对象健康促进讲座申请单"（附表1-4），将申请单发至讲师团邮箱（azpd_lecturers@163.com），邮件以"××社区+讲座申请表"命名，再电话或微信告知区疾控中心艾性科相关负责人。

3. 开展讲座

社会卫生服务中心确定开展讲座后，由区疾控中心统一安排发放"授课邀请函"（附件1-1）邀请讲师。若社区卫生服务中心有特殊需求，可提前向区疾控中心申领"授课邀请函"（附件1-1）邀请讲师。各社区卫生服务中心在开展讲座前，可至区疾控中心领取讲座互动宣传品，并带至讲座现场，在讲座中发放给回答问题的听众，以方便讲师与听众互动。在讲座活动中要选取适宜的角度拍照，记录现场情况。到场听众须填写"社区/二、三级医院艾滋病培训签到表"（附表1-5），签到表可以与同时开展的其他活动共用。在讲座开始前须准备至少7份纸质"讲座信息反馈表"（附表1-6），在讲座结束后请社区卫生服务中心医生自行填写1份，其余6份发给开展讲座的单位负责人或听众，请他们根据听课感受如实填写，将填写好的反馈表拍照留存。为保证后续讲座的实效，听众如对讲座效果不满意，可向区疾控中心艾性科项目负责人直接反馈情况。

若讲座时间发生变动，社区卫生服务中心要及时通知区疾控中心艾性科项目负责人及讲师。再次确定好讲座时间后，可先行与讲师联络，若讲师时间冲突，须及时联络区疾控中心相关负责人重新安排讲师。

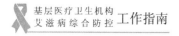

4. 资料留存

社区卫生服务中心应将讲座所有资料（包括通知、签到表、至少两张高质量照片、反馈表等）打包留存，并于讲座结束后的两个工作日内，以电子版格式发至讲师团邮箱（azpd_lecturers@163.com），邮件以"××社区+讲座反馈资料"命名。

（二）二、三级医院

同社区卫生服务中心。

（三）区疾控中心

（1）负责制订"浦东新区艾滋病防治志愿者队伍'爱之浦东'讲师团组建方案"（附件1-2）、招募通知、"浦东新区'爱之浦东'讲师团年度优秀讲师评选方案"（附件1-3），并发布实施。

（2）整理、汇总"讲师团报名信息一览表"（附表1-7）和"干预对象健康促进讲座申请单"（附表1-4），建立工作群，安排讲师联络员协调和安排讲师的讲课日程。

（3）组织招募的讲师进行培训、试讲，讲师正式开始讲座活动后须对讲师的讲座情况进行核实、统计，做好讲师开展讲座的交通补贴登记、报账和发放，定期组织优秀讲师评选及相关实训活动。

（4）负责发放讲座互动宣传品，并做好出入库登记。

二、工作指标与要求

（一）社区卫生服务中心

（1）开展讲师团的招募宣传，将相关工作的影像资料保存留档。

（2）每年10月30日前至少按要求完成两场讲座。将所有讲座的电子版资料（包括通知、签到表、影像资料、反馈表等）打包留存，并于讲课结束后两个工作日内按要求发至讲师团邮箱。

（二）二、三级医院

开展讲师团的招募宣传，并将相关工作的影像资料保存留档。

三、知识与问答

（一）讲师团招募效果不好怎么办？

可扩大宣传动员范围，除了本单位的医生外，还可以结合业务工作，发动目标人群（如干预对象）、社工、居委会干部等报名参与。

（二）如何组织讲座？

（1）可结合其他部门或单位（如中医科、外科、团委、街镇司法所等）开展的讲座共同开展，也可利用学校开学时的新生大会或日常校训课来开展讲座。

（2）可与开展讲座的单位（如企业、学校、场所、工地等）负责人共同协商讲座的形式，若有特殊要求，须在讲师申请单中做好备注，并提前告知区疾控中心"爱之浦东"讲师团项目负责人。

（3）可根据讲座对象的特点，适当增加部分艾滋病防控知识以外的健康相关内容，以增加讲座对象的依从性，例如，面向老年人的讲座可增加慢性病防控要点，面向青少年的讲座可增加性教育相关知识要点，面向暗娼人群的讲座可增加妇科疾病防治相关知识要点，面向男男性行为人群的讲座可增加自我检测及性病防控相关知识要点，等等。

第四节 "爱之浦东"微信公众号

随着互联网及移动互联网的迅猛发展，手机已被广泛使用，新媒体已经融入人们的工作和生活当中，对人们的影响越来越大，更成为人们获取信息的重要途径。规范引导新媒体，特别是新媒体的舆论宣传，可以有效加强艾滋病防治宣传教育效果，起到事半功倍的作用。在工作实践中，依托现有的第三方宣传平台，或自建科学规范的微信公众号等权威性多媒体宣传平台，可以推送科普知识、引导公众话题、分享真实案例、粉碎各类谣言，引导公众树立健康的性观念，扩大防艾知识宣传覆盖面，开展患病风险及健康状况评估，促进健康素养的提高及健康生活方式的形成。

浦东新区疾控中心于2015年创办了"爱之浦东"微信公众号，该微信公众号共设置三个板块，分别是："与艾同行"，包含"艾知识""艾新闻""艾故事"三个子板块；"VCT"，包含"申请检测包""VCT检测咨询信息""讲师团志愿者""携手同行志愿者报名"四个子板块；"疾控链接"，包含"健康知识问卷"一个子板块。

一、工作内容和步骤

（一）社区卫生服务中心

1. 动员关注"爱之浦东"微信公众号

在日常工作中，社区卫生服务中心的相关工作人员应动员大众人群、重点人群，尤其是艾滋病高危人群重视艾滋病防治知识，引导其关注"爱之浦东"微信公众号。

2. 动员投稿

"爱之浦东"微信公众号的来稿内容要求原创、与艾滋病性病防治相关，题材、体裁不限，稿件以"微信投稿+单位名称+姓名"命名，发至邮箱（azpd_lecturers@163.com），并在邮件正文备注联系方式与通信地址。稿件一经录用，区疾控中心会支付相应稿酬。投稿即默认"爱之浦东"微信公众号享有该稿件的使用权，并有权根据微信公众号性质对稿件进行修改调整，解释权归"爱之浦东"微信公众号所有。"爱之浦东"微信公众号也会根据实际情况对其他公众号发布的与艾滋病性病有关的热点文章进行转载，以扩大艾滋病防治资讯内容的覆盖面。

（二）二、三级医院

同社区卫生服务中心。

（三）疾控中心

（1）负责制订"浦东新区疾控中心'爱之浦东'微信公众号运营方案"（附件1-4）。

（2）收集并筛选微信公众号的投稿稿件，负责落实稿费发放。

（3）每周至少推送1次艾滋病防治相关的图文信息。

（4）推广微信公众号，维持粉丝稳定增长。

（5）建设、维护、升级微信公众号功能。

二、工作指标与要求

（一）社区卫生服务中心

动员大家积极投稿，数量暂不纳入考核指标。

（二）二、三级医院

动员大家积极投稿，数量暂不纳入考核指标。

三、知识与问答

（一）怎么发挥"爱之浦东"微信公众号的作用？

"爱之浦东"微信公众号是由专业人员运营的关于艾滋病防治与健康科普的新媒体平台，旨在通过科普知识推送、公众话题互动及真实案例分享等，引导一般公众和高危人群树立正确的性观念，扩大防治艾滋病知识宣传覆盖面，促进健康生活方式的形成。艾滋病防控相关工作人员可以将微信扫码关注操作融入日常工作中，例如在各主题日的宣传、讲师团讲座、哨点监测、日常检测、HIV快检点、感染者随访管理等活动中张贴公众号二维码或设置关注有奖环节，扩大公众号关注的覆盖面。

（二）微信公众号撰稿有哪些注意事项？

（1）微信公众号发布的内容可以是日常的健康科普知识，也可以结合艾滋病防治宣传日、相关的卫生日或者特殊节日应景发布，特别安排的稿件至少提前一周策划和报送。

（2）微信公众号稿件内容须包括标题、正文、封面图、图文（视频）、参考文献、审稿人等。

（3）稿件标题要短小精练，不超过两行，可以吸睛，但切忌"标题党"。主体内容语言要凝练、通俗易懂，字数控制在500~1 500字之间（至少300字才能标注原创）。配图至少3张，且图片、引用须注明版权或出处。文字语言风格不限，鼓励幽默风趣，但切忌华而不实。

（4）稿件内容选题要小，注重实用性，鼓励推送科普系列、品牌内容，比如"你问我答""生活养生"等。要关注读者的需求，不要受限于专业的思维而使内容冗长。

（5）鼓励科室年轻职工积极撰稿。通过撰写微信公众号推文，既能增强年轻职工的科普宣教能力，又可以促进业务学习，但稿件内容需要业务骨干把好关。

（6）稿件须严格把关审核，经部门负责人、业务分管领导审稿，微信公众号发布管理部门校稿后方可推送。

（7）重视微信公众号等相关线上活动的宣传效果，尽量将线下的宣传活动转变为线上、线下相结合的形式，力求达到更好的宣传效果。

第五节　相关文件及填写要求

上海市浦东新区艾滋病性病防治健康教育工作相关表格及填写要求见表1-1。

表1-1　上海市浦东新区艾滋病性病防治健康教育工作相关表格及填写要求一览表

表格名称	上报时间	上交格式	备注
附表1-1　宣传品制作发放清单	无须上报	—	留存备查
附表1-2　主题宣传日活动汇总表	活动结束后1周内	电子版	交至区疾控中心分中心
附表1-3　_____分中心主题宣传日活动汇总表	收集齐全后1周内	电子版	交至区疾控中心艾性科
附表1-4　干预对象健康促进讲座申请单	截至讲座开始7个工作日前	电子版	发至讲师团邮箱
附表1-5　社区/二、三级医院艾滋病培训签到表	讲座结束后2个工作日内	电子版	发至讲师团邮箱
附表1-6　讲座信息反馈表	讲座结束后2个工作日内	电子版	发至讲师团邮箱
附表1-7　讲师团报名信息一览表	—	—	区疾控中心留存

附件：

附件1-1　授课邀请函

附件1-2　浦东新区艾滋病防治志愿者队伍"爱之浦东"讲师团组建方案

附件1-3　浦东新区"爱之浦东"讲师团年度优秀讲师评选方案

附件1-4　浦东新区疾控中心"爱之浦东"微信公众号运营方案

（肖绍坦、辛辛、邵鹏、刘诗宏、张雯、赵华、张贺礼）

附表 1-1 宣传品制作发放清单

日期	类型	数量	用途	出库数量1	确认人签名1	出库日期1	出库数量2	确认人签名2	出库日期2	出库数量3	确认人签名3	出库日期3	……
2020-01-23	笔架	100个											
2020-03-01	折页	50本											
2020-05-04	香皂	100块											
2020-11-29	横幅	1幅											
……	……												

注：1. 该清单请保持为纸质版，数据手写，无须上报，留存备查。
2. 日期：请填写宣传品入库的时间。
3. 类型：请填写宣传品的具体类型，如横幅、折页、杯子、香皂等。
4. 数量：请同时填写宣传品数量和单位。
5. 出库日期：请按宣传品发放的时间填写。

附表 1-2 主题宣传日活动汇总表

活动日期	活动地点	活动内容	干预对象	干预人数/人	安全套/只	故事会/本	折页/份	宣传品 1 数量/份	宣传品 2 数量/份

注：1. 此表为主题宣传日系列宣传干预活动和宣传品发放记录单。

2. 此表须在活动结束后 1 周内，以电子版格式交至上海市浦东新区疾病预防控制中心分中心。

填表人：　　　　　　　　　　　　　　　　　　　日期：　　　年　　月　　日

附表 1-3 _____ 分中心主题宣传日活动汇总表

社区	活动时间	活动内容	干预对象	干预人数/人	安全套/只	故事会/本	折页/份	宣传品数量/份	宣传小结是否上交	影像资料是否符合要求	备注或其他问题
		合计									

注：1. 此表为上海市浦东新区疾病预防控制中心分中心汇总各社区主题宣传日系列宣传干预活动和宣传品发放记录时使用。
2. 此表收集齐全后须1周内以电子版格式交至上海市浦东新区疾病预防控制中心艾滋病性病防治科。

填表人：   日期：　　　年　　月　　日

附表 1-4　干预对象健康促进讲座申请单

具体项目	填写举例
讲座时间	2020 年 5 月 11 日 12：00 — 12：30
讲座地点	×××有限公司（×××路×××号×××号楼×××房间）
对象人群	企业工人
对象人群文化程度	高中及以上
预计人数	200 人
计划内容	防艾知识、案例
申请人单位	×××社区卫生服务中心
申请人	×××医生
申请人电话	×××
现场设备条件	×××
备注要求	大会议室，有 PPT 播放设备、麦克风

注：1. 讲座时间：请填写精确时间段。
2. 讲座地点：请填写具体房间号。
3. 对象人群文化程度：是指大部分人的情况，比如某个企业员工的文化程度大部分为初中以上，则此处填"初中以上"。
4. 计划内容：指的是社区医生希望讲师宣讲的内容。
5. 申请人单位：请填写开展讲座的单位名称。
6. 有任何要求和说明请填写在"备注要求"中。
7. 该申请单的 Word 版格式仅用于参考，在讲座开始的 7 个工作日前须以 Excel 版格式发至讲师团邮箱。
8. 该申请单的内容均为必填项，请填写完整。

附表 1-5　社区/二、三级医院艾滋病培训签到表

时间：　　年　　月　　日　　地点：　　　　　　参会人数：

序号	部门	姓名	联系方式

注：此表须于讲座结束后 2 个工作日内以电子版格式发至讲师团邮箱。

负责人签名：

附表1-6 讲座信息反馈表

日　期：　　　　年　　月　　日

讲课人：

1. 您觉得在讲课的过程中，现场环境怎么样？（　　）

   A. 非常嘈杂　　　　　　　　　　B. 比较嘈杂

   C. 比较安静　　　　　　　　　　D. 非常安静

2. 讲师与听众是否有互动，如提问、游戏等？（　　）

   A. 有　　　　　　　　　　　　　B. 没有

3. 讲师的表达清晰、流畅吗？（　　）

   A. 讲得非常熟练　　　　　　　　B. 讲得比较熟练

   C. 不是很熟练　　　　　　　　　D. 非常不熟练

4. 您认为讲座内容贴近听众吗？（　　）

   A. 非常贴近　　　　　　　　　　B. 比较贴近

   C. 不是很贴近　　　　　　　　　D. 一点都不贴近

5. 您认为讲师的讲课内容对听众有帮助吗？（　　）

   A. 非常有帮助　　　　　　　　　B. 比较有帮助

   C. 有一点帮助　　　　　　　　　D. 没有任何帮助

6. 您认为讲师还有哪些方面需要提高？

   _____

非常感谢您的反馈！

　　　　　　　　　　　　　　　　　　　　　　　　　填表人：

请问讲座申请人：

讲师在讲座前，是否向您详细了解过讲座细节（听众背景、讲座环境等）？□是　□否

注：1. 此表须打印手写，拍照上传。

　　2. 此表须于讲座结束后2个工作日内以电子版格式发至讲师团邮箱。

附表 1-7　讲师团报名信息一览表

序号	姓名	年龄	性别	单位	学历	专业	邮箱	手机号	微信号

注：本表格由上海市浦东新区疾病预防控制中心填写并留存。

附件 1-1　授课邀请函

尊敬的＿＿＿＿＿＿＿讲师：

为做好上海市浦东新区艾滋病防治宣传教育工作，按照计划安排，现由浦东新区"爱之浦东"讲师团邀请您开展一次讲座授课。

讲座对象：

讲座时间：

讲座地点：

上海市浦东新区疾病预防控制中心
年　　月　　日

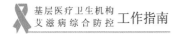

附件1-2 浦东新区艾滋病防治志愿者队伍"爱之浦东"讲师团组建方案

为更好落实创建国家级艾滋病防治示范区,浦东新区疾控中心将动员全社会力量共同参与,从社区、企业、高校等人群中招募志愿者,组建一支浦东新区艾滋病防治志愿者队伍——"爱之浦东"讲师团,打造艾滋病防治志愿者团队品牌,深入社区、企业、高校开展艾滋病防治公益巡回讲座,针对青年学生、老年人、育龄妇女、农民工、男男性行为者、暗娼及吸毒等人群开展针对性的宣传教育。

一、目的

通过建立讲师团,充分挖掘社会力量,培养、储备浦东新区艾滋病防治培训师资力量;加强艾滋病健康宣教工作的针对性、实效性、可及性,以更好、更快、更专业地满足各类人群的健康宣教需求。

二、报名和录用流程

(一)报名

1. 报名条件

(1)各社区卫生服务中心及二、三级医院医务工作者,高校学生或老师,企业员工,社会组织成员,以及对艾滋病防治工作和讲师工作有较大兴趣和热情的社会人士。

(2)有开放的沟通心态,较强的语言表达能力,良好的职业素养及参与公益事业的热情。

(3)做事认真,有较强的责任心和奉献精神。

(4)职业、学历、年龄等不限,有医学背景、讲课或演讲经验者优先考虑。

2. 报名方式

讲师团招募信息和报名方式将通过"爱之浦东"微信公众号和"疾控U健康"微信公众号发布,并同时推送至各二、三级医院,社区卫生服务中心及高校的官方微信公众号平台上。

3. 报名时间

常年接受报名。

(二)培训与录用

1. 培训

浦东新区疾控中心会在报名截止后邀请艾滋病防治专业领域相关专家对所有报名者进行艾滋病防治健康教育技能培训,以加强志愿者艾滋病相关知识的表达技巧和授课技能。具体培训时间、地点及培训专家另行安排。

2. 试讲

培训结束后1周,浦东新区疾控中心将对志愿者进行试讲考核。志愿者可任选讲座对象(吸毒人群、在校学生、工地工人、男男性行为人群等),准备10分钟试讲,并提前将课件发送给浦东新区疾控中心艾性科,由"爱之浦东"讲师团负责人审核。

3. 录用

择优录用,人数不限。录用结果将以邮件、短信或电话等形式通知本人,浦东新区疾控中心会为录用者颁发"爱之浦东"讲师团聘书及讲师工作铭牌。录用者还可自愿报名讲师团管理团队,负责讲座事务管理相关事宜。

(三)巡讲安排

各社区卫生服务中心负责联系本辖区内企业、娱乐场所、学校开展讲座,并提前1周将讲座申请单发送至讲师团邮箱(azpd_lecturers@163.com)。浦东新区疾控中心将根据各志愿者的实际情况,安排讲师授课。应约讲师若遇紧急事件不能如约开展讲座，须至少提前 3 天电话告知。

"爱之浦东"讲师团讲座是致力于浦东新区艾滋病防治的公益事业。浦东新区疾控中心将适当给予讲师一定的误工、交通和餐费补贴（预计 200 元/次）。参与"爱之浦东"讲师团事务管理人员的劳务另行补贴。

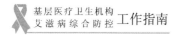

附件1-3 浦东新区"爱之浦东"讲师团年度优秀讲师评选方案

为更好地动员全社会力量共同参与浦东新区艾滋病健康教育工作，切实推进浦东新区艾滋病防治志愿者队伍——"爱之浦东"讲师团的工作，打造艾滋病防治志愿者团队品牌，取得艾滋病健康宣教工作的实效性，浦东新区疾控中心将每年评选若干名年度优秀讲师，对讲师的工作进行表彰。评选方案如下：

一、优秀讲师申请

（一）申请条件

过去一年参加过至少1场讲师团授课者。

（二）申请方式

填写"爱之浦东"讲师团年度优秀讲师申请表，并以"优秀讲师申请表+姓名"命名发送至讲师团邮箱（azpd_lecturers@163.com）。

（三）申请时间

依据讲师团工作开展情况确定。

二、优秀讲师评选

（一）资格核查

通过查阅讲座申请单核查申请者的申请资格。

（二）评选

浦东新区疾控中心将邀请艾滋病防治专家、其他专业的疾控工作者及群众代表组成评选小组，为各位参评者打分，进行评选。

（三）奖项设置

评选小组将依据各位讲师年度授课场次、受众对讲座反馈意见及讲座组织者反馈意见，评选出"年度优秀讲师"和"金牌讲师"各若干名。评选结果将发布在"爱之浦东"微信公众号平台。

三、其他事项

浦东新区疾控中心会为获奖者颁发荣誉证书。

附件1-4 浦东新区疾控中心"爱之浦东"微信公众号运营方案

为利用新媒体平台进一步扩大艾滋病防治宣传的深度和广度,浦东新区疾控中心开设了艾滋病防治微信公众平台——"爱之浦东"微信公众号,通过科普知识推送、公众话题互动及真实案例分享等,扩大艾滋病防治相关知识宣传覆盖面,引导公众树立正确的性观念,促进健康素养的提高及健康生活方式的形成。"爱之浦东"微信公众号的运营方案如下。

一、微信公众平台框架设置

"爱之浦东"微信公众号设置了以下三个板块:

1. "与艾同行",主要提供艾滋病防治相关知识和信息,包含"艾知识""艾新闻""艾故事"三个子板块。

2. "VCT",包含"申请检测包""VCT检测咨询信息""讲师团志愿者""携手同行志愿者报名"四个子板块。

3. "疾控链接",包含"健康知识问卷"一个子板块。

二、微信公众平台推广

（一）动员转发微信公众号推文

区疾控中心,二、三级医院及社区卫生服务中心的艾滋病防控领域相关工作人员应积极转发"爱之浦东"微信公众号推送的图文消息。

（二）微信公众号推广与宣传工作相结合

区疾控中心,二、三级医院及社区卫生服务中心可将微信公众号的推广作为宣传工作的一部分,在日常宣传教育的活动中加以推广,尤其要注意利用各种宣传品制作的机会,将"爱之浦东"微信公众号二维码印刷或张贴于宣传品上,在发放宣传品时介绍关注"爱之浦东"微信公众号的意义。

（三）日常工作以微信公众平台为依托

区疾控中心,二、三级医院及社区卫生服务中心可将日常工作与微信公众平台推广相结合,将艾滋病防治工作中的相关信息,如讲师团招募工作、年度优秀讲师评选工作、VCT门诊业务等,及时在微信公众平台上发布,扩大工作内容宣传的同时,也扩大了微信公众号在朋友圈中的影响力。

三、微信公众平台运营和维护

（一）推送图文信息

"爱之浦东"微信公众号须每周至少推送一次图文信息,信息内容包括艾滋病的预防控制、信息宣传和健康教育等。

（二）完善微信公众号平台的功能

"爱之浦东"微信公众号在运营过程中不仅要时刻关注读者需求,也要紧跟时代与政策的步伐,不断完善微信公众号平台的各项功能,使其既能给关注者带来更多便利,也能更贴合工作需求。

第二章 艾滋病高危行为干预

第一节 概述

艾滋病的传播流行主要由人的行为引起,要做好艾滋病的防治,可以针对这一特点,通过改变人群的行为(尤其是高危行为)来减少艾滋病的传播。在实际工作中,通过对艾滋病高危人群的行为进行干预,减少目标人群的危险行为和保持安全行为来实现艾滋病的有效预防,显得尤为重要。

艾滋病高危行为是指容易引起艾滋病病毒感染的行为,主要包括通过性途径、血液途径和母婴途径传播艾滋病的行为。

干预是指在事物的发展进程中,通过施加外在因素引起事物内在变化,从而改变事物发展的方向或阻断其发展进程的活动。

艾滋病高危行为干预是指针对个体与群体的、与艾滋病病毒感染有关的危险行为及其影响因素,采取的一系列促使干预对象改变、减少和避免危险行为,保持低危或安全行为的措施和行动。艾滋病高危行为干预的重点人群包括暗娼、性病病人、吸毒者(多伴有高危性行为)、外来流动人口、主动接受艾滋病检测和咨询的人员以及艾滋病病毒感染者/艾滋病患者及其配偶(性伴侣)。实施艾滋病高危行为干预,可以有效减少高危人群的高危行为,遏制艾滋病在高危人群中传播和向一般人群扩散。

第二节 工作内容和步骤

一、社区卫生服务中心

(一)网络建设

1. 成立社区艾滋病高危行为干预工作小组

艾滋病高危行为干预工作需要动员全社会力量共同参与,将专业队伍与社会力量相结合,形成以社区卫生服务中心为主体的干预工作模式,充分发挥社区团队在高危人群干预工作中的作用。各社区卫生服务中心要加强艾滋病高危行为干预工作的组织领导，成立社区艾滋病高危行为干预工作小组，于每年4月20日前将"艾滋病高危行为干预工作小组名单"（附表2-1）报至区疾控中心分中心。干预工作小组组长一般由防保院长或防保科长担任，主要负责协调工作；妇科医生主要负责妇科相关疾病的健康咨询、体检工作；预防保健科医生主要负责落实高危行为干预工作计划，开展健康教育和行为干预工作，收集并上报各项资料；检验室人员主要负责高危行为干预检测样品的采集、处理、检测和出具报告等工作。社区卫生服务中心每年须梳理、总结艾滋病高危行为干预工作小组的工作开展情况，强化艾滋病高危行为干预工作的能力建设，确保辖区艾滋病高危行为干预工作取得实效。

2. 联席会议

艾滋病的防治不仅是一个医学问题，更是一个社会问题。社区卫生服务中心要善于利用社会资源，充分依托政府行政管理职能，建立辖区内艾滋病高危行为干预联席会议制度，联合社会各界力量共同参与社区艾滋病防治工作。每年年初（要求6月30日前完成）至少开展1次艾滋病高危行为干预联席会议，邀请街镇综治办、计生、禁毒办、妇联、公安、卫监、安监等其他单位部门及本单位的相关部门参加，完善联席会议工作机制，对上一年的社区艾滋病防治工作情况进行总结并对新一年的工作内容进行部署安排，扎实推进艾滋病高危行为干预工作。联席会议要做好会议通知、"浦东新区＿＿＿＿＿社区艾滋病防治联席会议签到表"（附表2-2）、会场照片、会议记录等会议资料的整理和存档。

3. 院内全员培训

社区卫生服务中心每年须对院内所有医生、护士、医技人员以及参与艾滋病病毒检测送样的外勤人员开展全员培训，培训内容包括艾滋病的基础知识、传播途径、疫情状况、职业暴露处置及反歧视宣传等。培训可与社区肝炎防治工作配合分多场次完成，但务必保证人员覆盖率达100%。社区卫生服务中心须做好培训通知、"浦东新区＿＿＿＿＿医院艾滋病全员培训签到表"（附表2-3）、会场照片、会议记录等会议资料的整理和存档。

（二）摸底建档

1. 目标人群

目标人群包括高危娱乐场所失足妇女、一般公共场所从业人员、社区吸毒人群和流动人口等。

2. 摸底调查

社区卫生服务中心可通过联席会议，寻求街镇人口办、禁毒办、卫监、安监、公安等其他单位的帮助，多途径了解辖区内目标人群的情况，结合辖区内人口数据、公共场所资料和既往历史数据等，结合现场走访调查建立"一般场所基线调查表"（附表2-4）、"高危场所基线调查表"（附表2-5）、"高危场所分布图制作说明及要求"（附表2-6）、"流动人口基线调查表"（附表2-7）、"社区吸毒人群基线登记表"（附表2-8）等资料库,准确完整填写"浦东新区_____社区各类人群基线资料汇总表"(附表2-9)。

各社区失足妇女的摸底人数应不少于前一年数量,且摸底人数应至少达到按社区人口比例计算的失足妇女估计数,摸底人数填入"失足妇女估计数一览表"(附表2-10)。

3. 建立场所干预档案

社区卫生服务中心可以对各类场所开展基线摸底调查,根据摸底情况填写"艾滋病干预活动记录手册"(附件2-1),建立各个场所的干预档案。档案应包括封面、场所信息、干预记录表、干预记录汇总表等内容。

(三)各类人群干预

社区卫生服务中心可以每月到区疾控中心艾性科领取包含艾滋病干预宣传插页的定制《故事会》等宣传资料,其中《故事会》根据"《故事会》不同人群发放安排表"(附表2-11)进行发放;也可以定期到街镇服务站领取安全套、润滑剂等计生用品。

社区卫生服务中心须每月对高危场所失足妇女进行干预,干预内容包括发放《故事会》、宣传礼品和免费安全套,健康咨询、知识培训和动员检测等。

社区卫生服务中心可依托社区禁毒社工对社区吸毒人群进行干预,干预内容包括发放《故事会》、宣传礼品和免费安全套,健康咨询、知识培训、美沙酮维持治疗动员与动员检测等。根据《关于加强社区戒毒康复人员身体状况评估工作的指导意见》(沪禁毒办〔2014〕23号,附件2-2)的要求,社区卫生服务中心每年3~10月须对社区吸毒人群开展"7+X"健康检测,检测项目包括尿常规、血常规、肝功能、心电图、B超(包括肝、胆、脾、胰、双肾、膀胱检测)、胸部摄片、血清检测(包括HIV、梅毒、丙肝检测)和自选一项其他常规检测,检测由社区卫生服务中心提供技术支持,并做好相关资料整理。

对一般公共场所从业人员、流动人口的干预内容包括发放《故事会》、健康咨询与知识培训等。

建议加强针对男男性行为人群的艾滋病高危行为的干预工作。社区卫生服务中心的艾滋病相关工作人员可结合网络同志聊天群、Blued软件、QQ聊天群、微信聊天群、社区快检点、艾滋病人随访以及社会组织活动等途径招募干预对象,通过干预对象的介绍参加男男同性恋人群的现场活动,在活动现场发放《故事会》、宣传折页、安全套、润滑剂等宣传资料与宣传小礼品,并现场开展动员检测。

每次开展艾滋病高危行为干预活动都要填写"艾滋病干预活动记录手册"(附件2-1),做好干预记录,并按干预对象的类别正确填写"_____社区FSW人群现场干预汇总表"(附表2-12)、"_____社区一般场所从业人员现场干预汇总表"(附表2-13)、"_____社区流动人口现场干预汇总表"(附表2-14)及"_____社区吸毒人群现场干预汇总表"(附表2-15)。同时,每月3日前,社区卫生服务中心的相关工作人员需要根据各类人群的干预汇总表规范填写"高危行为干预基本信息月报表"(附表2-16)。

(四)健康促进

社区卫生服务中心可以在失足妇女、吸毒人群、一般公共场所从业人员、建筑工人、企业员工、羁押人群、青年学生（初中及以上）中，以培训讲座的形式开展艾滋病健康教育（讲座内容详见第一章）。

（五）高危行为干预特色工作

各社区卫生服务中心可根据各自辖区内艾滋病干预重点人群、高危人群的分布，或干预方法、干预途径等特点，开展艾滋病高危行为干预的特色工作。干预内容不限，工作方式和思路须有所创新，认真踏实开展干预工作并取得一定成效。根据当前艾滋病感染的主要来源，社区卫生服务中心可鼓励社区开展男男性行为人群的高危行为干预和咨询检测。同时，鼓励各社区自行组团，进行项目化开展，加强干预的实效性，形成干预效果的品牌，争取更大的社会效应。

艾滋病高危行为干预特色工作可列入社区卫生服务中心年底工作考核。

二、二、三级医院

（一）院内全员培训

二、三级医院每年须对医院内所有医生、护士、医技人员以及参与艾滋病病毒检测送样的外勤人员开展全员培训。培训内容包括艾滋病基础知识、传播途径、疫情状况、职业暴露处置及反歧视宣传等。

（二）性病门诊就诊者干预

具有性病诊疗资质的二、三级医院须对性病门诊就诊者实施干预，干预内容包括性病规范化诊疗，发放健康处方、宣传折页、安全套以及 HIV 检测等。每月 3 日填写并上交"性病门诊就诊者干预检测月报表（　　　年　　　月）"（附表 2-17）。

（三）美沙酮门诊

美沙酮门诊仅涉及精神卫生中心，主要为申请参加维持治疗的病人提供资料，协助申请者完成申请程序，为符合条件参加治疗的病人提供日常咨询。

美沙酮门诊须对申请者进行体检，确定并核实病人的服药剂量，追踪病人的治疗效果，完成必要的基线调查和随访调查，并对病人提供尿常规、HIV、HCV、梅毒等一般性检查。

美沙酮门诊医生负责美沙酮维持治疗工作中所有数据资料的录入和管理、美沙酮维持治疗工作中有关资料的保管和存档、同药品管理人员共同监督病人服药、核对病人治疗卡及医嘱、根据处方填写病人每日用药记录、让病人在治疗单位的每日用药记录一览表上签名、每日同数据管理人员核对当日所有发药量是否一致等工作。

三、疾控中心

（一）工作计划与方案

（1）结合社区基线调查资料和辖区历年监测、检测、调查等资料，根据上海市疾控中心统一提供的统计软件，对辖区内各艾滋病高危人群规模数据做出估计。

（2）制订辖区艾滋病高危行为干预工作方案。

（3）开展艾滋病高危行为干预培训。

（二）督导与质控

（1）对社区基线调查资料进行现场核实。利用公共场所数据库进行核对，并结合现场走访、调查的方式开展督导。

（2）定期对社区高危行为干预工作的开展及指标落实情况进行现场督导，形式包括查看原始干预资料、干预记录现场核实、问卷调查等。

（3）定期对二、三级医疗机构开展相关督导。

（4）每月对美沙酮门诊开展抽查和数据质控。

（三）总结报告

（1）整理汇总各类基线调查表、干预月报表、性病门诊干预检测月报表等，并及时上报。

（2）每年总结、汇总辖区高危行为干预工作。

（3）组织社区高危行为干预特色项目的汇报和评估。

第三节　工作指标与要求

一、社区卫生服务中心

（一）干预网络建设

（1）每年完善更新艾滋病高危行为干预工作小组，资料齐全。

（2）每年按要求开展至少1次艾滋病高危行为干预联席会议，参会的其他单位、部门的数量不少于2个，资料齐全。

（3）每年按要求开展至少1次艾滋病全员培训，培训覆盖率达100%，做好通知、签到表、现场照片、培训课件、会议小结等会议资料的整理。

（二）干预指标

（1）基线调查每年第一季度摸底更新1次，其中高危娱乐场所基线调查表和分布图于每年第三季度再次进行调查更新1次。摸底数据要求真实准确，完整规范。

（2）摸底建档要求一（场）所一档，每次干预均在浦东新区预防艾滋病干预活动记录手册上记录。填写内容要求真实、完整、规范，数据汇总准确。

（3）按时到区疾控中心领取《故事会》，并做好领取记录。

（4）失足妇女场所和人群的月覆盖率、干预率均大于90%；HIV、梅毒年检测率大于90%，检测结果告知率达100%；艾滋病、梅毒核心知识知晓率大于90%；最近一次商业性行为安全套使用率大于90%。

（5）吸毒人群季度干预率大于50%；HIV、梅毒、丙肝年检测率大于90%，检测结果告知率达100%；艾滋病、梅毒核心知识知晓率大于90%。

（6）流动人口季度干预率大于30%，艾滋病、梅毒核心知识知晓率大于80%。

（7）一般娱乐场所从业人员的场所季度覆盖率大于70%，人群季度干预率大于50%，艾滋病、梅毒核心知识知晓率大于80%。

（三）资料汇总与报告

（1）各类人群的干预记录真实准确、填写规范。每月3日前上交"高危行为干预基本信息月报表"（附表2-16），报表中的相关数据须与干预记录表、干预汇总表一一对应。

（2）每年10月底前完成特色工作，工作内容应具有一定的探索性和创新性。每年11月15日前上交汇报PPT，并按要求进行汇报。

二、二、三级医院

（一）普通二、三级医院

（1）每年按要求开展至少1次艾滋病全员培训，培训覆盖率达100%，做好通知、签到表、现场照片、培训课件、培训小结等会议资料的整理。

（2）初诊病人HIV检测率大于90%。每月3日上交"性病门诊就诊者干预检测月报表（　　年　　月）"（附表2-17），报表数据准确完整且与门诊日志等登记一致。

（二）美沙酮门诊

(1) 病人基线问卷和第一次随访问卷全部正确上报，无漏项、缺项。

（2）病人实验室检测结果应在1个月内上报到信息系统，报告单信息和系统录入信息保持一致。

（3）尿检按规定每月检测1次。

（4）要求入组及治疗期间每6个月检测1次HIV，检测时间比要求时间推后2个月即视为不合格，若检测结果为阳性，不再检测。

（5）要求入组及治疗期间每12个月检测1次HCV，检测时间比要求时间推后2个月即视为不合格，若检测结果为阳性，不再检测。

（6）要求入组及治疗期间每12个月检测1次梅毒，检测时间比要求时间推后2个月即视为不合格，若检测结果为阳性，仍然需要每12个月检测1次。

第四节　知识与问答

一、如何排摸、发现失足妇女？

由于失足妇女所从事的工作具有特殊性和隐蔽性，日常生活中较难发现该人群。实际工作中排摸、发现失足妇女的方法主要有以下几种。

（1）艾滋病防治医生可通过身边朋友、同事及亲戚了解社区内关于失足妇女的相关信息，然后进行追踪。

（2）通过上一年对失足妇女进行哨点监测时留下的信息进行联系，获取她们最近的信息，并告知今年仍有免费检测，请她们继续参加。

（3）通过与其他社区相互合作了解辖区内失足妇女的信息，例如，电话联系失足妇女时，通过交谈发现其已经离开本社区，可以告知她现在所在社区的电话，让其参加所在社区的免费检测，并及时将相关信息告知其所在社区负责艾滋病防治的医生。

（4）到高危场所附近寻找失足妇女。若室内灯光昏暗或用彩灯装饰，且工作时间多在下午5点至凌晨3、4点，或者场所是理发店但理发工具少，无男性理发师，女性工作人员多，工作清闲，女性着装性感、浓妆艳抹，门面外张贴急招女工的广告，一般可判定为高危场所。

二、如何劝说失足妇女使用安全套？

告知失足妇女艾滋病的危害，艾滋病当前的传播方式主要是性行为；谈论失足妇女所属街镇现在艾滋病病毒感染者的例数，而且近几年艾滋病病毒感染者人数越来越多的流行现状；告知失足妇女感染艾滋病病毒和梅毒的人在发病前从表面是看不出来的，不要以为熟客就安全，因为有时连客人自己都不知道是否已感染；告知失足妇女认为洗干净了就安全了是侥幸心理，艾滋病病毒可通过血液、精液及分泌物传播，洗澡无法避免被感染。所以，为了自己的健康，一定要全程使用好安全套。

三、失足妇女劝说客人使用安全套的方法有哪些？

失足妇女劝说客人使用安全套常用方法：一说保护个人健康，预防得病；二说阻断疾病传播，保护家人健康；三说安全套质量好，无隔膜感；四说延长做爱时间；五说怕自己怀孕或得病，医药费用负担大；六说不用安全套就加价或换人，友好地拒绝。

四、为什么性病患者更容易感染艾滋病病毒？

首先，艾滋病和性病一样，主要通过性行为传播；其次，多种性病常常会在生殖器部位形成炎症或溃疡，而皮肤和黏膜的创口是艾滋病病毒进入人体最好的门户。患有性病的人，无论是男性还是女性，如果与艾滋病病毒感染者发生性行为，对方精液或阴道分泌物中的艾滋病病毒很容易通过性器官上的性病病变部位进入人体造成感染。

五、什么是男男性行为？为什么男男性行为者更容易感染艾滋病病毒？

男男性行为是指男性与男性发生的性行为。男男性行为不仅发生在男男同性恋群体中，还发生在双性恋、部分异性恋和境遇性性行为人群中。在军队、军校、大学、中专技校的男生宿舍或者男子监狱中，由于没有社会身份或上下级的差异（如军官与士官、青年教师与学生），较容易出现境遇性性行为。在部分商业性行为中，也会出现以男性保健为招牌实施男男性行为的现象。

男男性行为者极少只限于和一个人发生性行为，杂乱的性关系是艾滋病病毒传播的一个重要因素。此外,男男性行为者具有特殊的性行为方式,即肛交和口交,特别是肛交,极易出现直肠黏膜破损。直肠内是弱碱性环境,适于艾滋病病毒生存,射入直肠的精液中所含的艾滋病病毒可通过破损黏膜进入血液,随着血流扩散到全身。研究发现,艾滋病病毒也可借助正常黏膜进行感染,因为直肠黏膜表面有很多朗格汉斯细胞,艾滋病病毒可以直接进入这种细胞并在其内进行大量繁殖,然后释放到血液里随血流扩散到全身,这更增加了肛交感染艾滋病病毒的危险程度。

六、男女因性行为感染艾滋病病毒的风险相同吗?

从全球范围来看,多数艾滋病病毒感染者是通过性行为而感染的。在艾滋病病毒肆虐的国家,男女感染的人数大致相等,然而女性通常是在年纪较轻的时候被感染,这与年龄较大的男性一般选择年纪较轻的女性作为性伙伴有一定关系。

七、蚊子为什么不传播艾滋病病毒?

蚊子传播疾病的方式主要是生物性传播和机械性传播。生物性传播是指病原体在蚊子体内经历了发育、增殖的阶段,再传染给人,例如,乙型脑炎病毒随血液被吸入蚊子体内后,先在其肠道内增殖,然后移行至唾液腺,经叮咬传播给人或动物。艾滋病病毒在蚊子体内既不发育也不增殖,所以不可能通过生物性传播的方式进行传播。机械性传播方式也不可能传播艾滋病病毒,因为蚊子在吸血前,会先由唾液管吐出唾液(作为润滑剂以便吸血),然后由另一条管——食管吸入血液,血液的吸入是单向的,并且吸入后不会再由食管吐出来,因此不会有艾滋病病毒进入被蚊子叮咬的人或动物体内。有人担心蚊子嘴上残留血液中的艾滋病病毒会传染给人。但已有研究发现,1只蚊子嘴上的残血量仅有 0.000 04 mL,如按此计算,1 个人需要被蚊子叮咬大约 2 800 次,残血量中才能带有足够引起艾滋病感染的病毒量。并且,当带有艾滋病病毒的血被蚊子吸入后,艾滋病病毒在 2~3 天内即被蚊子消化、破坏,最终完全消失,而蚊子一旦吸饱血后,要待完全消化后才会再叮人吸血。因此,无论从哪条途径,蚊子传播艾滋病病毒的可能性都是不存在的。到目前为止,尚未发现因蚊子叮咬而感染艾滋病的病例。

八、如何正确使用安全套?

安全套的正确使用须注意以下 10 点:
(1)不要用过期的安全套,不要用最后一层包装损坏的安全套。
(2)撕开包装袋时,不要用牙咬或用剪刀剪,以免损坏安全套。
(3)质量好的安全套质地柔软且有弹性,色彩明亮,如果发现安全套发硬、粘连或色彩发暗,须放弃使用。
(4)要在阴茎勃起后,接触对方的性器官前就戴上安全套。
(5)安全套顶端的小囊不能留有空气。戴安全套时,用一只手的拇指和食指捏住安全套顶端的小囊,将安全套套在阴茎的龟头上,用另一只手将安全套向阴茎根部逐渐展开，直到根部底端。

（6）在戴安全套的过程中，如果发现安全套上有小孔或损坏，应立即更换一个新的。

（7）在性交的过程中，如果发现安全套有损坏、脱落，应立即停止性交，用肥皂水或清水冲洗阴茎，并更换一个新的安全套后再继续性交。

（8）射精后，在阴茎还未疲软的情况下，用手握住安全套的基部，小心地从对方的体内退出，不要将安全套滑落在对方的体内，不要让精液从套中流出。

（9）将安全套取下时要小心，不要让安全套外层的阴道液沾到阴茎上。

（10）不要重复使用安全套。

九、什么是美沙酮维持治疗？

美沙酮又称美散痛，是一种人工合成的麻醉药品，它的药理作用与吗啡非常相似，常被制作成胶囊、片剂、溶液，用以口服。美沙酮止痛效果比吗啡稍好，毒性和副作用较小，成瘾性也比吗啡小，临床医生将美沙酮用作镇痛麻醉剂。美沙酮维持治疗是指通过长期服用美沙酮口服液来治疗吸毒者的海洛因成瘾，同时配合心理治疗、行为干预等综合措施，达到减少毒品危害和需求的方式。

美沙酮戒断症状程度较轻，戒断者不痛苦，并且它对戒断症状的控制效果比其他的戒断药显著，脱毒治疗成功率高，一次用药可作用24小时，重复使用仍然有效，并可产生长期作用，适用于阿片类成瘾药物的戒断治疗。目前美沙酮已成为最常用的脱毒治疗药物之一。美沙酮维持治疗也有缺点，如可形成身体依赖、心理依赖及耐受性（即作用减弱），费用高且治疗周期长等。

十、社区日常干预小攻略有哪些？

高危场所、一般公共场所和工地流动人群干预可结合街镇卫生监督协管工作开展。流动人口、企业员工干预可结合街镇安监大队工作开展。失足妇女抽血检测可以结合妇女体检进行。安全套可以到街镇计生服务站领取。高危场所初次干预应首先取得场所负责人和头姐的信任。培养头姐或年长者开展同伴教育。

十一、失足妇女干预人员须具备的条件与应进行的自我准备有哪些？

（一）须具备的条件

（1）年龄：干预人员不宜太年轻，否则较难谈论性相关的敏感话题，而且如果缺乏必要的社会经验，面对各种诱惑、风险较难处理和脱身。

（2）性别：在干预初期，当干预工作人员与被干预场所负责人不熟悉或场所负责人不配合时，可先由男性工作人员接近负责人以"交朋友"的方式拉近距离，必要时可先假扮"客人"，待时机成熟再转换成干预工作人员。当被干预场所负责人配合时，男女工作人员均可。但是，在取得失足妇女信任后，女性工作人员更容易将工作做得深入和持久。

（3）婚姻状况：最好是已婚或有一定性经验者。

（4）有责任心和吃苦精神。

（5）能对失足妇女持尊重、接纳、不评判的态度。

（6）具备为他人保密的能力。

（7）最好能了解当地的文化习俗。

（8）家庭能够理解和给予支持。

（9）具备较好的人际交流技巧，包括谈论敏感话题的技巧，能清楚明白地说明所谈论的敏感话题。

（10）具备丰富的专业知识，包括艾滋病、性病、安全性行为以及生殖健康等方面的知识。

（11）心理承受能力较好，能经受住挫折。对失足妇女开展干预经常会接触到一些负面信息，有时还会听到风言风语，如果不善于自我心理调适容易出现一些心理问题。

（12）有足够的到现场工作的时间和精力，如果工作太忙、兼职过多会难以保证现场干预工作的效果。

（二）需要做的自我准备

（1）接受培训，了解相关知识、技能和技巧。

（2）端正对失足妇女的态度，做到尊重、理解、接纳、不评判等。

（3）培养"平常心"，能够自如地谈论敏感话题。

（4）提前到现场体验，判断自己是否适合此份工作，是否能习惯粗话，失足妇女讲出伤心事时能否应对，社会压力是否可承受，亲人朋友的态度是否可面对等。

（5）审视自己的内心，确定自己最不能容忍什么。

（6）审视自己是否可以容忍被嫖客或失足妇女纠缠，能否接受失足妇女的行为，若无法接受可尝试用角色扮演法进行脱敏，例如设想自己是一个失足妇女或嫖客是否能容忍。

（7）服饰得体、整洁，与身份相符。

（8）举止落落大方，不要拘束、紧张和不安等。

十二、艾滋病核心知识

（1）一个感染了艾滋病病毒的人能从外表上看出来吗？（不能）

（2）蚊虫叮咬会传播艾滋病吗？（不会）

（3）与艾滋病病毒感染者一起吃饭会得艾滋病吗？（不会）

（4）输入带有艾滋病病毒的血液会得艾滋病吗？（会）

（5）与艾滋病病毒感染者共用注射器有可能得艾滋病吗？（有可能）

（6）感染艾滋病病毒的妇女生下的小孩有可能得艾滋病吗？（有可能）

（7）正确使用安全套可以减少艾滋病的传播吗？（可以）

（8）只与一个性伴侣发生性行为可以减少艾滋病的传播吗？（可以）

第五节 相关文件及填写要求

上海市浦东新区艾滋病性病防治高危行为干预工作相关表格及填写要求见表2-1。

表2-1 上海市浦东新区艾滋病性病防治高危行为干预工作相关表格及填写要求一览表

表格名称		上报时间	上交格式	备注
附表2-1	艾滋病高危行为干预工作小组名单	4月20日前	电子版	交至区疾控中分中心
附表2-2	浦东新区_____社区艾滋病防治联席会议签到表	无须上交，留档备查	—	—
附表2-3	浦东新区_____医院艾滋病全员培训签到表	无须上交，留档备查	—	—
附表2-4	一般场所基线调查表	4月20日前	电子版	交至区疾控中分中心
附表2-5	高危场所基线调查表	4月20日或10月20日前	电子版	交至区疾控中分中心
附表2-6	高危场所分布图制作说明及要求	4月20日或10月20日前	电子版	交至区疾控中分中心
附表2-7	流动人口基线调查表	4月20日前	电子版	交至区疾控中分中心
附表2-8	吸毒人群基线登记表	4月20日前	电子版	交至区疾控中分中心
附表2-9	浦东新区_____社区各类人群基线资料汇总表	4月20日或10月20日前	电子版	交至区疾控中分中心
附表2-10	失足妇女估计数一览表	—	—	—
附表2-11	《故事会》不同人群发放安排表	无须上报	—	—
附表2-12	_____社区FSW人群现场干预汇总表	无须上报	—	—
附表2-13	_____社区一般场所从业人员现场干预汇总表	无须上报	—	—
附表2-14	_____社区流动人口现场干预汇总表	无须上报	—	—

续表

表格名称	上报时间	上交格式	备注
附表 2-15 ＿＿＿＿社区吸毒人群现场干预汇总表	无须上报	—	—
附表 2-16 高危行为干预基本信息月报表	每月 3 日	电子版	交至区疾控中分中心
附表 2-17 性病门诊就诊者干预检测月报表（　　年　月）	每月 3 日	电子版	交至区疾控中分中心

附件：

附件 2-1　艾滋病干预活动记录手册

附件 2-2　关于加强社区戒毒康复人员身体状况评估工作的指导意见（沪禁毒办〔2014〕23 号）

（赵希畅、蒋培华、宋爱红、刘汉涛）

附表 2-1　艾滋病高危行为干预工作小组名单

社区名称：

	姓名	职称	联系电话
组长			
妇科医生			
预防保健科人员			
检验室人员			

注：1. 此表须于每年 4 月 20 日前以电子版格式交至上海市浦东新区疾病预防控制中心分中心。
　　2. 组长一般由防保院长或防保科长担任，主要负责协调工作；妇科医生主要负责妇科相关疾病的健康咨询、体检工作；预防保健科医生主要负责落实高危人群干预工作计划，开展健康教育和行为干预工作，收集并上报各项资料；检验室人员主要负责高危行为干预检测样品采集、处理、检测和出具报告等工作。

填报人：　　　　　　　　　　　　　　　　　　日期：　　　年　　月　　日

附表 2-2　浦东新区_____社区艾滋病防治联席会议签到表

会议时间：　　　年　　月　　日　　　　　　　　地点：

单位/部门	姓名	职务	联系电话

注：此表无须上交，留档备查。

附表 2-3　浦东新区_____医院艾滋病全员培训签到表

培训时间：　　年　月　日　　　　　地点：　　　　　参会人数：

序号	部门	姓名	备注

注：此表无须上交，留档备查。

附表 2-4　一般场所基线调查表

社区	场所名称	场所地址	场所类型	联系人	联系电话	人数	
						男	女

注：1. 场所类型：请填写相应序号（1代表美容/美发，2代表浴室/足浴，3代表歌厅/舞厅，4代表宾馆/旅馆）。
2. 此表须于每年4月20日前以电子版格式交至上海市浦东新区疾病预防控制中心分中心。

填表人：　　　　　　　　　　　　　　　日期：　　　年　月　日

附表 2-5　高危场所基线调查表

社区	场所名称	场所地址	场所类型	联系人	联系电话	高危人数	
						男	女

注：1. 场所类型：请填写相应序号（1 代表美容/美发，2 代表浴室/足浴，3 代表歌厅/舞厅，4 代表宾馆/旅馆）。
　　2. 此表须分别于每年 4 月 20 日或 10 月 20 日前以电子版格式交至上海市浦东新区疾病预防控制中心分中心。

填表人：　　　　　　　　　　　　　　　　　　日期：　　　年　　月　　日

附表 2-6　高危场所分布图制作说明及要求

一、图形含义

▲代表足浴，★代表发廊，■代表 KTV，●代表宾馆及其他。

二、操作步骤

1. 将电子档的社区地图复制到 Word 文档中，调整页边距方便打印。
2. 复制和粘贴相应的图案类型，用鼠标拖至地图中的目标位置。
3. 全部添加完毕后用 A4 纸打印。
4. 统一用红色水笔在图形正下方进行标记，编号方式如下：
（1）足浴：Z01、Z02、Z03……
（2）发廊：F01、F02、F03……
（3）KTV：K01、K02、K03……
（4）宾馆及其他：B01、B02、B03……
5. 在分布图背面按顺序标记场所名称、详细地址、电话、人数等信息。
6. 在地图的右下角标注社区名称、制作日期并盖章。

注：高危场所分布图须于每年 4 月 20 日或 10 月 20 日前以电子版格式交至上海市浦东新区疾病预防控制中心分中心。

附表 2-7　流动人口基线调查表

社区	场所名称	场所地址	场所类型	人群数量		联系人	联系电话
				男	女		

注：1. 流动人口干预主要针对建筑工地、农贸市场、外来人口聚集地、大型工厂（指 100 人以上的工厂，工厂数量超过 30 家时取人数最多的前 30 家）等场所开展。
　　2. 场所类型：请填写相应序号（1 代表工厂，2 代表工地，3 代表农贸市场，4 代表外来人口聚集地）。
　　3. 此表须于每年 4 月 20 日前以电子版格式交至上海市浦东新区疾病预防控制中心分中心。

填表人：　　　　　　　　　　　　　　　　　　日期：　　　年　　月　　日

附表 2-8　吸毒人群基线登记表

社区	姓名	性别	年龄	户籍地	现住址	联系电话	吸食毒品类型	是否服用美沙酮

注：1. 对有效管理（登记在册且能联系到）的社区吸毒人群进行登记。
　　2. 此表须于每年 4 月 20 日前以电子版格式交至上海市浦东新区疾病预防控制中心分中心。

填表人：　　　　　　　　　　　　　　　　　　日期：　　　年　　月　　日

附表 2-9 浦东新区_____社区各类人群基线资料汇总表

表 2-9-1 娱乐场所基线资料汇总表

场所分类	一般场所			高危场所	
	场所数	人数		场所数	FSW 人数
		男	女		
美容/美发					
浴室/足浴					
歌厅/舞厅					
宾馆/旅馆					
其他					
合计					

表 2-9-2 流动人口、吸毒人群基线资料汇总表

人群	类别	场所数	人数	
			男	女
流动人口	工厂			
	农贸市场			
	建筑工地			
	聚集地			
	合计			
吸毒人群	—	—		

注：此表须于每年 4 月 20 日或 10 月 20 日前以电子版格式交至上海市浦东新区疾病预防控制中心分中心。

填表人： 日期： 年 月 日

附表 2-10 失足妇女估计数一览表

社区	2020 年人口数	按人口比例计算的失足妇女估计数	社区	2020 年人口数	按人口比例计算的失足妇女估计数
陆家嘴			高行		
花木			高桥		
塘桥			合庆		
潍坊			黄楼		
周家渡			张江		
洋泾			六灶		
联洋			川沙		
南码头			唐镇		
金杨			王港		
东明			孙桥		
三林			宣桥		
北蔡			机场		
康桥			惠南		
周浦			祝桥		
上钢			航头		
迎博			江镇		
杨思			新场		
沪东			万祥		
金桥			书院		
曹路			泥城		
凌桥			老港		
浦兴			大团		
高东			芦潮港		
鹤沙			三林康德		

注：各社区失足妇女的摸底人数按社区人口比例计算。

附表 2-11 《故事会》不同人群发放安排表

期数	人群	期数	人群
1月上	暗娼	1月下	流动人口
2月上	暗娼	2月下	吸毒人员
3月上	暗娼	3月下	从业人员
4月上	暗娼	4月下	流动人口
5月上	暗娼	5月下	吸毒人员
6月上	暗娼	6月下	从业人员
7月上	暗娼	7月下	流动人口
8月上	暗娼	8月下	吸毒人员
9月上	暗娼	9月下	从业人员
10月上	暗娼	10月下	流动人口
11月上	暗娼	11月下	吸毒人员
12月上	暗娼	12月下	从业人员

注：此表无须上报。

附表 2-12 ＿＿＿＿社区 FSW 人群现场干预汇总表

日期	场所名称	干预人数	发放宣传折页和《故事会》数	张贴宣传海报、板报数	健康咨询、培训人数	安全套发放数	现场检测人数	宣传礼品发放数

注：此表为每次干预工作记录表，无须上报，自行保存，平时督导、年底考核时进行抽查。

附表 2-13 _____社区一般场所从业人员现场干预汇总表

日期	场所名称	干预人数	发放宣传折页和《故事会》数	张贴宣传海报、板报数	健康咨询、培训人数	安全套发放数	现场检测人数	宣传礼品发放数

注：此表为每次干预工作记录表，无须上报，自行保存，平时督导、年底考核时进行抽查。

附表 2-14 _____社区流动人口现场干预汇总表

日期	场所名称	干预人数	发放宣传折页和《故事会》数	张贴宣传海报、板报数	健康咨询、培训人数	安全套发放数	现场检测人数	宣传礼品发放数

注：此表为每次干预工作记录表，无须上报，自行保存，平时督导、年底考核时进行抽查。

附表 2-15 _____社区吸毒人群现场干预汇总表

日期	干预人数	发放宣传折页和《故事会》数	张贴宣传海报、板报数	健康咨询、培训人数	安全套发放数	现场检测人数	宣传礼品发放数

注：此表为每次干预工作记录表，无须上报，自行保存，平时督导、年底考核时进行抽查。

附表 2-16 高危行为干预基本信息月报表

人群类型	当年估计数	干预覆盖				同伴教育员人数	发放宣传材料		发放安全套	
		场所数	场次数	人数	人次数		人数	份数	人数	个数
失足妇女										
一般娱乐场所从业人员										
男男性接触者										
流动人口										
吸毒者										
其他人群（请注明）										

注：社区、医院每月 3 日前须将此表以电子版格式交至上海市浦东新区疾病预防控制中心分中心。

填报单位（盖章）：　　　　填表人：　　　　日期：　　　年　　月　　日

附表 2-17 浦东新区性病门诊就诊者干预检测月报表（　　年　　月）

性病门诊就诊数	性病门诊初诊病人数	HIV 检测数			干预数		发放宣传资料		安全套		健康教育处方		健康干预服务包	
		初诊病人	有过商业性行为的女性	有过同性性行为的男性	人数	人次数	人数	份数	人数	个数	人数	份数	人数	份数

注：此表须于每月 3 日以电子版格式交至上海市浦东新区疾病预防控制中心分中心。

填表单位（盖章）：　　　　填表人：　　　　日期：　　　年　　月　　日

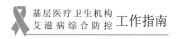

附件 2-1　艾滋病干预活动记录手册

编号：

场所名称：＿＿＿＿＿＿＿＿＿＿＿＿＿＿＿＿

场所地址：＿＿＿＿＿＿＿＿＿＿＿＿＿＿＿＿

所属街道：＿＿＿＿＿＿＿＿＿＿＿＿＿＿＿＿

联系电话：＿＿＿＿＿＿＿＿＿＿＿＿＿＿＿＿

上海市浦东新区疾病预防控制中心印制

第二章 艾滋病高危行为干预

一、场所基本信息表

编号		场所类型	
场所名称		场所地址	
业主/负责人姓名		联系电话	
是否有经营许可证		开业日期	
人群类型	□FSW □MSM □IDU □流动人口 □从业人员 □其他（注明：_____）		

	年度	高危人数		非高危人数		合计
		本市户籍	外来流动	本市户籍	外来流动	
场所人员构成						
	建档日期			关业日期		

注：1. 场所类型指工厂、建筑工地、农贸市场、外来人口聚集地、发廊、足浴室、浴室、桑拿房、酒吧、歌厅、舞厅、KTV、宾馆、酒店等。
2. 吸毒人群的场所名称及类型填"社区禁毒社工办公点"，业主/负责人填"禁毒社工"。

二、现场干预记录表

干预的目标人群：□FSW □一般娱乐场所从业人员 □流动人口 □IDU □其他（注明：_____）		
活动开始时间：　　　年　月　日　时　分		当前场所内干预对象人数： 本次干预人数：
干预主要内容 （可多选）	□宣传折页/《故事会》发放	发放宣传折页数： 发放《故事会》数：
	□张贴宣传海报/板报	张贴海报/板报数：
	□健康咨询/培训	咨询/培训人数：
	□安全套/润滑剂发放	发放安全套个数： 发放润滑剂支数：
	□现场检测	检测人数：
	□宣传礼品发放	名称1：　　　数量： 名称2：　　　数量： 名称3：　　　数量：
	□其他（注明：_____）	
活动结束时间：　　　年　月　日　时　分		
干预对象配合情况：□1. 较好　□2. 一般　□3. 较差　□4. 拒绝		
干预对象的意见反馈：		
业主/主要对象签字：		
备注：		

注：本表所有栏目均须填写，如没有相关内容请填"无"或"0"。

干预人员签字：　　　　　　　　　　　　　　　日期：　　年　月　日

三、健康检查结果登记表

姓名	检查日期	检查结果						告知结果日期
		HIV	梅毒	丙肝	其他			

附件 2-2　关于加强社区戒毒康复人员身体状况评估工作的指导意见（沪禁毒办〔2014〕23 号）

上海市禁毒委员会办公室
上海市卫生和计划生育委员会

沪禁毒办〔2014〕23 号

★

关于加强社区戒毒康复人员身体状况评估工作的指导意见（试行）

各区县禁毒办、卫生计生委，市疾病预防控制中心：

　　为进一步贯彻落实《卫生部办公厅关于印发〈2012 年全国卫生系统戒毒医疗管理工作意见〉的通知》（卫办医政发〔2012〕29 号，以下简称《工作意见》）精神，根据市财政局、市卫生计生委、市禁毒办等单位联合制定下发的《关于全面开展社会面吸毒人员分类评估和综合干预工作的通知》（沪禁毒办〔2012〕28 号，以下简称《通知》）要求，现就加强社区戒毒康复人员（以下简称戒毒人员）身体状况评估工作提出如下指导意见：

　　一、统一思想认识，加强组织领导。开展戒毒人员身体状况评估工作，既是落实《禁毒法》和国务院《戒毒条例》《艾滋病防治条例》，完善社区戒毒康复机制和疾病防治工作体系的重要抓手，又是提高戒毒医疗服务水平和艾滋病防治效果的必然要求。为此，各区县禁毒、卫生计生部门要进一步统一思想认识，切实加强对此项工作的组织领导，抓紧建立由分管领导和骨干力量组成的工作班子，进一步健全跨部门的信息沟通、资源整合、专业服务、技术支撑等协作机制，并按照有关规定，全力指导和推动街道（乡镇）禁毒部门、疾病预防控制机构、社区卫生服务机构、禁毒社会组织落实相关要求，做到工作人员到位、职责任务明确、工作机制健全、操作流程清晰、检测评估规范、经费保障有力，不断扩大戒毒人员身体状况评估工作的覆盖面、可及性、有效率。

　　二、明确职责任务，落实工作要求。区县禁毒办负责协调、指导街道（乡镇）组织开展戒毒人员的分类评估和综合干预工作，落实包括购买身体状况评估、心理咨询辅导或诊断治疗及针对性干预等专业服务在内的戒毒康复工作专项经费，不断提高戒毒康复工作整体保障水平；会同区县卫生计生部门及禁毒社会组织，完善相关工作制度和运行机制。区县卫生计生部门负责组织社区卫生服务机构为戒毒人员提供基本医疗卫生服务，包括健康检测、诊断治疗及身体状况评估，建立个人健康档案，并对采集到的血样及时协调有关实验室进行艾滋病等检测；支持和鼓励精神卫生机构、有条件的医疗或专业机构为戒毒人员提供心理咨询辅导或诊断治疗及针对性干预等相关服务；对有关医疗或专业机构、禁毒社会组织的工作人员定期开展艾滋病防治、职业暴露防护等相关知识培训。市自强社会服务总社负责组织、指导其派出机构受有关职业部门委托，动员、组织戒毒人员定期参加身体状况评估，积极引导、协助戒毒人员接受心理咨询辅导或诊断治疗及针对性干预等服务。

　　三、规范检测项目，形成工作合力。在每年 3 月至 10 月份期间，各区县禁毒、卫生计生等部门及禁毒社会组织应当指导基层单位分期、分批组织所辖戒毒人员至社区卫生服务机构进行一次"7＋X"（包括尿常规、血常规、心电图、肝功能、胸透、B 超、艾滋病和自选一项常规项目）的健康检测；健康检测时，对戒毒人员留取的尿液样本，社区卫生服务机构应当进行一次毒品检测。有条件的区县，还应当组织具有资质的医疗或专业机构及相关人员，定期为戒毒人员提供心理咨询辅导或诊断治疗及针对性干预等服务。根据健康检测报告或心理诊断结果，社区医务人员应当对戒毒人员的身体状况作出评估或诊断意见，提供治疗方案或转诊咨询建议，并及时建立个人健康档案。禁毒社工应当协助有关专业人员及时对戒毒人员做好心理、行为干预，掌握并引导、帮助其解决就医等困难；可以受有关职能部门委托，为戒毒人员及其家庭成员开展艾滋病等疾病的防治宣传。对戒毒人员健康检测报告或心理诊断结果等信息，以及个人健康档案应予以保密，除因工作需要并经主管部门或戒毒人员同意外，任何单位、个人均不得擅自调阅、使用。

　　四、确定购买渠道，强化经费管理。组织戒毒人员开展健康检测（含身体状况评估、建立个人健康档案等）、心理咨询（辅导）、干预措施等相关服务所需费用，可以参照市物价局核定的相关项目收费标准，由各区县禁毒、卫生计生和财政等部门协商后确定，并纳入禁毒部门戒毒康复工作专项预算经费。禁毒部门应当定期统计戒毒人员实际接受相关服务的人次数后，从本级戒毒康复专项预算中列支购买服务经费，并分别划转至卫生服务机构或承接专业服务的有关组织。市和区县两级疾控部门应将吸毒人员高危人群艾滋病干预工作作为中央转移支付项目的重点支持内容，加大对该重点人群的动员、检测及宣传教育等工作力度。各区县禁毒、卫生计生部门应当加强相关业务和专项经费的监督管理，切实落实专款专用的要求，确保对戒毒人员身体健康状况评估和艾滋病检测及有关干预工作的顺利、有序开展。社区卫生服务机构、禁毒社会组织、有关专业机构应当规范财务管理制度，提高政府出资购买或委托服务经费的使用效率。

　　五、注重协作配合，加大推进力度。近年来，本市各级禁毒、卫生计生等部门在对戒毒人员提供戒毒医疗服务等方面做了大量有益探索与实践，但是总体上发展仍不平衡，工作中还存在诸多空白。为此，各区县禁毒、卫生计生等部门要严格依照《工作意见》和《通知》要求，结合深化医疗制度改革和社区家庭医生模式推进等工作，进一步注重相关部门、专业机构及其工作人员之间的协作配合，抓紧健全和完善工作协调、推进机制，精心统筹各方资源，充分借助专业优势，切实形成工作合力，力争为戒毒人员提供更加优质的戒毒医疗服务，努力提升本市戒毒医疗服务和戒毒康复工作的整体水平；要组成联合工作组，定期深入社区，掌握工作进展情况，跟踪指导实践操作，研究解决存在问题，及时挖掘培育典型，从而确保各项制度措施的全面、有效执行。市禁毒办与市卫生计生委也将适时组织有关专家进行走访、调研，对领导重视、保障有力、操作规范、成效显著的予以表彰，对推进乏力、行动迟缓、人员缺位、履职缺失的予以通报批评，并纳入区县禁毒工作考核内容，确保戒毒人员身体状况评估及有关干预等工作的健康、持续发展。

　　执行过程中，如有问题请及时反馈上级有关部门。

2014 年 4 月 10 日

第三章 艾滋病哨点监测

第一节 概　述

艾滋病哨点监测是指在固定地点、固定时间连续收集特定人群的艾滋病病毒（HIV）感染状况、行为特征及相关信息，为分析当地艾滋病流行趋势、评价艾滋病预防与控制效果提供依据的流行病学监测方法。

通过艾滋病哨点监测，可以了解不同地区特定人群的艾滋病流行状况和流行因素，分析不同地区特定人群的艾滋病流行趋势，为艾滋病疫情的估计和预测提供信息，为制订艾滋病防治策略和干预措施及效果评价提供依据。艾滋病哨点监测方法包括问卷调查和实验室检测。

根据我国目前艾滋病流行特点和趋势，结合艾滋病防治工作需求，从2010年开始，我国已设立覆盖8类人群的1 888个艾滋病监测哨点，为艾滋病疫情研判及防治工作效果评估发挥了重要作用。上海市浦东新区负责其中5类人群的监测任务，分别为失足妇女、吸毒人群、性病门诊男性就诊者、孕产妇和男性流动人口。

第二节　工作内容和步骤

一、社区卫生服务中心

（一）监测准备

1. 监测培训

参加区疾控中心举办的哨点监测培训会议，根据分配的任务做好计划安排，落实好参加监测的相关人员的工作分配，对工作人员开展二级培训，确保监测质量。

2. 监测物资

将监测计划安排报至区疾控中心分中心，并在区疾控中心分中心领取用以艾滋病防治各类人群哨点监测的"健康调查问卷（哨点监测）"（附件3-1）、一次性采血针、

5 mL负压抗凝管、1.8 mL血清螺旋管、记号笔、锐器盒、血清盒、礼品等物资。

(二) 监测实施

1. 监测时间

每年4~6月。

2. 监测对象

包括失足妇女和吸毒人群中的一种或两种。

(1) 失足妇女。

① 人群定义：指从事商业性性交易的女性。

② 抽样方法：根据当地失足妇女危险行为状况，将发生高危行为的场所分为高、中、低三个层次。来自低危层次场所的失足妇女人数不得低于监测样本量的10%，来自中危层次场所的失足妇女人数不低于监测样本量的40%。采用分层整群抽样方法，抽样步骤包括绘制高危场所分布图、抽取调查场所、筛选合格对象三步，结合社区失足妇女高危干预工作开展。将经基线调查确定的提供商业性性服务的发廊、沐（足）浴室、娱乐会所，即"三小"场所的失足妇女作为监测对象。

③ 问卷及血清管编码规则：采集的血标本在社区卫生服务中心进行血清分离。问卷及血清编码由社区名称首字母和序号组成，例如，浦兴社区记为PX01、PX02……陆家嘴社区记为LJZ01、LJZ02……

如遇到符合条件的监测对象拒绝参加本次调查请填写"艾滋病哨点监测现场拒访人员信息登记表"（附表3-1）。

(2) 吸毒人群。

① 人群定义：指口服、吸入或注射海洛因、可卡因、鸦片、大麻、吗啡、冰毒、氯胺酮（K粉）、摇头丸、麻古等毒品的人。

② 监测方法：监测工作由社区医生与禁毒社工合作开展，结合吸毒人员健康评估（"7+X"体检）项目实施。

③ 问卷及血清管编码规则：采集的血标本在社区卫生服务中心进行血清分离。问卷及血清编码由D、社区名称首字母和序号组成，例如，浦兴社区记为D-PX01、D-PX02……陆家嘴社区记为D-LJZ01、D-LJZ02……

如遇到符合条件的监测对象拒绝参加本次调查请填写"艾滋病哨点监测现场拒访人员信息登记表"（附表3-1）。

(三) 样本、问卷及相关表格的处理方法

样本保存、运送方法：采用一次性采血针抽取静脉血至少5 mL，尽快进行血清分离，然后使用一次性移液管或移液枪头将血清移至2个螺旋管内（盖子须拧紧），每管血清量至少1 mL。将血清编号标记在管壁上，切勿写在管帽上，按编号顺序将血清管排列好放入血清盒，并核对血清编号与送样单编号，确保两者一一对应。血清样品尽量在采集后3日内送样，样品须冷藏保存，勿冷冻。若需要长期保存后送样，方可冷冻。

问卷、相关表格上交方法：填写电子版的"艾滋病哨点监测项目血样集体送检单"

（附表 3-2），以"实施单位名称+监测人群名称"命名发送至哨点监测邮箱（hiv_sdjc@163.com），并电话通知区疾控中心艾性科相关负责人。邮件内容审核通过后将血样集体送检单打印两份，其中一份送检单和一份血清样品一起送至区疾控中心一楼收样室，另外一份送检单和另一份血清样品保存好，等待第三方检测公司上门收样。送至区疾控中心一楼收样室的血清样品须按照生物安全要求（三层包装）运送，同时将问卷、"艾滋病哨点监测工作质量自查表"（附表 3-3）、"艾滋病哨点监测现场拒访人员信息登记表"（附表 3-1）交给区疾控中心分中心审核。

二、二、三级医院

（一）监测准备

同社区卫生服务中心。

（二）监测实施

1. 监测时间

每年 4~6 月。

2. 监测对象

包括性病门诊男性就诊者、孕产妇、男性流动人口中的一种或多种。

（1）性病门诊男性就诊者。

① 人群定义：在监测期内进行连续采样，凡主动前往性病门诊首次就诊的 15 岁及以上的男性，无论其最终是否被诊断患有性病，均作为监测对象，不包括生殖医学咨询者、在皮肤性病科就诊的皮肤病就诊者以及因参加各类防治项目而被召集者（如自愿咨询检测者、参加性伴治疗等项目的人员）。

② 监测方法：由性病门诊医生结合门诊诊疗工作开展，对符合条件的监测对象填写问卷、采集血标本并进行血清分离。开展监测工作的医院有上海市公利医院、上海市浦东新区人民医院、上海市浦东医院、上海市浦东新区周浦医院，监测数量为每家医院 200 人。

③ 问卷及血清管编码规则如下。

上海市公利医院：SA001、SA002……SA200。

上海市浦东新区人民医院：SB001、SB002……SB200。

上海市浦东医院：SC001、SC002……SC200。

上海市浦东新区周浦医院：SD001、SD002……SD200。

如遇到符合条件的监测对象拒绝参加本次调查请填写"艾滋病哨点监测现场拒访人员信息登记表"（附表 3-1）。

（2）孕产妇。

① 人群定义：是指因准备分娩而进行孕产期保健的孕妇，不包括到妇女保健机构进行计划生育手术的人员。

② 监测方法：在监测期内连续监测首次来监测哨点建卡进行围产期保健的孕妇，

以及已在别处建卡但首次来监测哨点进行围产期保健的孕妇。开展监测工作的医院有上海市浦东新区妇幼保健院和上海市浦东新区妇幼保健所,监测工作由医院产科或妇保医生结合孕妇建卡或产检情况开展,对符合条件的监测对象填写问卷、采集血标本并进行血清分离,监测数量为每家医院400人。

③ 问卷及血清管编码规则如下。

上海市浦东新区妇幼保健院：PA001、PA002……PA400。

上海市浦东新区妇幼保健所：PB001、PB002……PB400。

（3）男性流动人口。

① 人群定义：指在宾馆服务业、工厂/公司、建筑工地或劳务市场求职的户籍不在本地区的男性务工人员。流动是指在没有改变原居住地户口的情况下,到户口所在地以外的地方从事务工、经商、社会服务等各种经济活动的人群,须排除旅游、上学、访友、探亲、就医、从军等情形。

② 监测方法：监测哨点设在开展办理健康证业务的医疗机构,监测医院有上海杨思医院和上海浦东医院,监测对象为男性。监测期间对前往体检门诊的对象开展连续监测。

③ 问卷及血清管编码规则如下。

上海杨思医院：MA001、MA002……MA200。

上海浦东医院：MB001、MB002……MB200。

如遇到符合条件的监测对象拒绝参加本次调查请填写"艾滋病哨点监测现场拒访人员信息登记表"（附表3-1）。

（三）样本、问卷及相关表格的处理方法

同社区卫生服务中心。

三、疾控中心

（一）前期准备

（1）制订区艾滋病哨点监测方案,对相关工作人员开展监测培训。

（2）准备好问卷、礼品、监测所需物资,根据实施计划安排登记发放。

（二）现场督导

对辖区艾滋病哨点监测工作开展全覆盖督导,督导内容包括查看监测对象是否合格,问卷填写是否完整规范,血清容量、编码、保存是否符合要求,问卷和血清编号是否一致,进度完成情况,集体送检单填写是否规范等。问卷须审核签名,并将督导情况填写于"艾滋病哨点监测现场督导表"（附表3-4）。

（三）质量控制

（1）问卷须进行抽样审核,抽样比例不低于10%,审核过程中须填写"艾滋病哨点监测项目抽样审核记录表"（附表3-5）。

（2）将血清抗体检测结果补充填入问卷后,须对问卷进行统一编码,并将数据通过哨点监测终端信息系统录入与上传。

（四）撰写报告

整理全部艾滋病哨点监测资料，汇总监测结果，进行统计分析后撰写监测报告。

第三节 工作指标与要求

一、社区卫生服务中心

（一）监测数量

按照计划完成相应的监测数量。

（二）问卷填写

各类监测人群完整、规范填写"健康调查问卷"，调查内容真实、合乎逻辑。

（三）标本采集

血清标本按照生物安全要求，经三层包装（血清管、血清盒、生物安全运输箱）规范送至区疾控中心，血清编号和送样单编号一一对应。

（四）资料整理

材料上交齐全，相关报表数据填写完整、真实。

二、二、三级医院

同社区卫生服务中心。

三、疾控中心

（一）监测督导

对社区失足妇女、吸毒人群的现场监测工作开展全覆盖督导。对性病门诊的男性就诊者、孕产妇及男性流动人口现场工作督导次数不得少于 3 次。

（二）数据录入上传

每年 7 月 10 日前完成实验室检测结果的问卷填写、问卷统一编码。每年 7 月 31 日前完成监测数据的录入与上传。

（三）总结报告

每年 8 月 15 日前完成监测数据分析和监测报告撰写。

第四节 知识与问答

一、什么是艾滋病哨点监测？

艾滋病哨点监测是采用系列横断面调查方法，选择有代表性的地区和人群，按照统一的监测方法和检测试剂，连续开展定点、定时、定量的 HIV 抗体检测，同时收集监测人群与艾滋病传播相关的高危行为信息，获得不同地区、不同人群 HIV 感染状况、行为危险因素和变化趋势的资料。

二、艾滋病哨点监测实施过程中有哪些注意事项？

1. 问卷调查

问卷内容须真实有效，不可缺项漏项。问卷调查应在一个单独私密的空间进行，既能保护被调查者隐私，又可避免其他待被调查者提前获知问卷信息而影响调查结果，同时，单独私密的空间有利于被调查者回答更真实的信息，确保问卷的真实性。

2. 采血

采血量须保证能至少分离出两份 1.5 mL 的血清，采血量过少会导致无法完成检测项目。

3. 上交表格

自查表须盖章。无论有无拒访人员，均须填写拒访人员登记表，无人拒访则填"无"。

三、血清检测结果告知时有哪些注意事项？

血清检测结果必须告知被调查对象。告知时应首要考虑保护个人隐私，现场告知时须单独告知，电话告知时应在询问对象说话是否方便后再行告知。如果 HIV 检测结果为阳性，正确表述应为某种疾病初步筛查有异常，建议到正规二、三级医院复查，切忌直接下结论。实际工作中，可能会出现短时间集中送样，导致检测结果报告时间延迟的情况，此时要提前和被调查对象做好解释。

四、HIV 初筛阳性之后怎么办？

HIV 初筛阳性后，区疾控中心应及时通知送样单位核实被筛查对象是否既往 HIV 阳性者，若是，报区疾控中心备注；若否，由送样单位联系被筛查者采集第二份血样，并填写 HIV 初筛阳性送样单，一起送至区疾控中心做确证试验。

五、梅毒有哪些检测方法？

根据检测所用抗原不同，梅毒血清学试验分为两大类：一类为非梅毒螺旋体血清学试验（又称梅毒非特异性抗体试验），主要包括 VDRL、RPR、TRUST 等；另一类为梅毒螺旋体血清学试验（又称梅毒特异性抗体试验），包括 TPPA、FTA-ABS、ELISA、CLIA、RT 等。

临床上可根据实验室条件选择任何一类血清学检测方法作为梅毒筛查（初筛）试验，但初筛阳性结果须经另一类梅毒血清学检测方法复检确证后，才能够为临床诊断或疫情报告提供依据。有条件时两类梅毒血清学试验可同时做。由于不同医疗机构所用检测方法不同，可能会出现结果不一致的情况，应及时复查，并以治疗单位意见为准。

六、梅毒的两类血清学检测分别有何临床意义？

非梅毒螺旋体血清学试验方法简便、快速，敏感度和特异度较高，对一期、二期、三期梅毒的敏感度分别为74%~87%、100%、34%~94%，特异度为96%~99%，适用于各期梅毒的诊断。早期梅毒经治疗后血清滴度可下降或转阴，故非梅毒螺旋体血清学试验可用于疗效观察、判愈、判定复发与再感染，也适用于人群的筛查、产前检查及健康体检等。由于非梅毒螺旋体血清学试验可在患某些传染病及胶原性疾病时出现假阳性反应，因此其阳性反应要结合临床进行鉴别，或做梅毒螺旋体血清学试验以进一步证实。

梅毒螺旋体血清学试验的敏感度和特异度均较高，对一期、二期、三期梅毒的敏感度分别为70%~100%、100%、95%~98%，特异度为94%~100%，多用作证实试验，适用于隐性梅毒及一些非梅毒螺旋体血清学试验阴性而又怀疑为梅毒患者的检测，也适用于人群的筛查、产前检查及健康体检等，但不能用于观察疗效和判断复发与再感染。

第五节　相关文件及填写要求

上海市浦东新区艾滋病性病防治哨点监测工作相关表格及填写要求见表3-1。

表3-1　上海市浦东新区艾滋病性病防治哨点监测相关表格及填写要求一览表

表格名称		上报时间	上交格式	备注
附表3-1	艾滋病哨点监测现场拒访人员信息登记表	6月30日前	纸质版	交至区疾控中心分中心
附表3-2	艾滋病哨点监测项目血样集体送检单	送样前	电子版+纸质版	电子版交至区疾控中心艾性科，纸质版连同血清交至区疾控中心收样室
附表3-3	艾滋病哨点监测工作质量自查表	6月30日前	纸质版	交至区疾控中心分中心
附表3-4	艾滋病哨点监测现场督导表	—	—	由区疾控中心分中心完成
附表3-5	艾滋病哨点监测项目抽样审核记录表	—	—	由区疾控中心艾性科完成

附件：
附件3-1　健康调查问卷（哨点监测）

（吴平安、陈超英、陈婧、周晓林、何娉婷）

附表 3-1 艾滋病哨点监测现场拒访人员信息登记表

监测对象： 哨点监测负责单位：

调查日期	调查对象称呼	性别	年龄	是否填写问卷	是否采血	可能的行为特征	拒访原因

注：1. 调查对象称呼可以填写真实姓名，也可以填写假名。
2. 可能的行为特征请填写编号：①代表吸毒行为，②代表商业异性性行为，③代表同性性行为，④代表其他（请注明）。
3. 此表须于每年 6 月 30 日前以纸质版格式交至上海市浦东新区疾病预防控制中心分中心。

附表 3-2 艾滋病哨点监测项目血样集体送检单

人群分类：＿＿＿＿＿＿＿（1 代表失足妇女　2 代表吸毒人群　3 代表性病门诊男性就诊者

　　　　　　　　　　　　4 代表孕产妇　　5 代表男性流动人口）

检测项目：□HIV　　□梅毒　　□HCV　　□HBV

样品数量：＿＿＿＿＿＿份

序号	血清编号	姓名	年龄	联系地址	联系电话	备注

注：此表须于送样前将电子版格式交至上海市浦东新区疾病预防控制中心艾滋病性病防治科，待采样结束后再打印出纸质版格式与样品一起交至上海市浦东新区疾病预防控制中心收样室。

送样单位：　　　　　　　　　　　　　送样日期：　　　年　　月　　日

送样人：　　　　　　　　　　　　　　联系电话：

附表 3-3　艾滋病哨点监测工作质量自查表

一、完成数量统计情况

此次共完成问卷＿＿＿＿份，采集血清＿＿＿＿份。

二、问卷质量自查情况

无漏项完整问卷＿＿＿＿份，无逻辑错误问卷＿＿＿＿份。

三、血清质量自查情况

1. 血清保存方式＿＿＿＿（请填写编号）

2. 送样前血清已存放＿＿＿＿天（如多批次以最久为准）。

3. 1 mL 及以上的血清样本＿＿＿＿份。

4. 有编号且与问卷一致的样本＿＿＿＿份。

四、拒答表填写情况

调查过程中共有＿＿＿＿人拒绝参加调查，填写拒答表＿＿＿＿份。

注：1. 血清保存方式请填写编号：1 代表常温，2 代表冷藏，3 代表冷冻，4 代表其他（请注明：＿＿＿＿）。

2. 此表须于每年 6 月 30 日前以纸质版格式交至上海市浦东新区疾病预防控制中心分中心。

单位（盖章）：　　　　自查者姓名：　　　　日期：　　年　　月　　日

附表 3-4 艾滋病哨点监测现场督导表

被督导单位：_____

1. 调查对象

符合方案要求　　　□① 是　　　□② 否

2. 问卷填写

完整　　　　　　　□① 是　　　□② 否　　　不完整_____处

规范　　　　　　　□① 是　　　□② 否　　　不规范_____处

逻辑错误　　　　　□① 有　　　□② 无　　　逻辑错误_____处

3. 血清采样

操作规范　　　　　□① 是　　　□② 否

编号与问卷一致　　□① 是　　　□② 否

4. 其他问题　　　　□① 有　　　□② 无

如有问题请描述：

_____

处理措施：

_____

注：此表由上海市浦东新区疾病预防控制中心分中心完成。

被督导者签名：　　　督导员签名：　　　日期：　　年　　月　　日

附表 3-5　艾滋病哨点监测项目抽样审核记录表

问卷编号	监测实施医疗机构	督导员	问题描述	解决措施	审核员

注：此表由上海市浦东新区疾病预防控制中心艾滋病性病防治科完成。

附件 3-1 健康调查问卷（哨点监测）

A01 监测地点 ___上海___ 省（自治区、直辖市）___浦东新区___ 县（市、区）
　　　　　_____单位

　　社区问卷编号_____（社区首字母+编号，例如陆家嘴社区可记为 LJZ001，血清编号必须与此一致）

A02 哨点类型　　　　　　　　　　FSW
A03 哨点所在地行政区划国标码　　3 1 0 1 1 5
A04 问卷编号　　　　　　　　　　□□□（此编号由疾控中心填写）
A05 调查日期　　　　　　　　　　□□□□年□□月□□日
A06 样本来源　　① 桑拿/洗浴中心　② 夜总会　　③ 卡拉 OK 厅/歌舞厅/酒吧
　　　　　　　　④ 宾馆/酒店　　　⑤ 洗脚屋/发廊　⑥ 路边店/小饭店
　　　　　　　　⑦ 街头　　　　　　⑧ 其他（请注明）_____
A07 场所档次　　① 低档（包括街头）② 中档　　　③ 高档

你好，我叫×××，来自×××。我正在进行一项调查，目的是了解人们对一些健康问题的认识和行为状况。请放心，本次调查不记名，我会对你的回答保密，希望你能说出个人的真实情况。调查大约会占用你 10 分钟，调查结束时我可以为你提供一些帮助，例如你可以咨询一些健康方面的问题，我会尽量解答。希望你支持我的工作。谢谢！

请问你最近是否参加过此项调查？（若调查对象回答"是"，则结束此次调查）

B01 出生年　　　　□□□□年
B02 婚姻状况　　　① 未婚　② 在婚　③ 同居　④ 离异或丧偶
B03 户籍所在地　　① 本省　② 外省（请注明）_____省
　　　　　　　　　③ 外籍（请注明）_____国 **（跳至 B05）**
B04 民族　　　　　_____族
B05 文化程度　　　① 文盲　② 小学　③ 初中　④ 高中或中专　⑤ 大专及以上
B06 你本次在本地工作时间　① 一年及以上　② 6~12 个月　③ 1~6 个月　④ 不足 1 个月
B07 你前一个工作地点　　　① 外省　② 本省外市　③ 本市　④ 无

C01 艾滋病是一种不可治愈的严重传染病吗？　　　　　　　　　　① 是　　② 否　　③ 不知道
C02 性传播是我国艾滋病的主要传播方式吗？　　　　　　　　　　① 是　　② 否　　③ 不知道
C03 通过生殖器外观可以判断一个人是否感染了艾滋病吗？　　　① 可以　② 不可以　③ 不知道
C04 感染其他性病会增加感染艾滋病的风险吗？　　　　　　　　　① 会　　② 不会　③ 不知道
C05 坚持正确使用安全套可以降低感染和传播艾滋病的风险吗？　① 可以　② 不可以　③ 不知道
C06 使用新型毒品（如冰毒、摇头丸、K 粉等）会增加感染艾滋病的风险吗？
　　　　　　　　　　　　　　　　　　　　　　　　　　　　　　① 会　　② 不会　③ 不知道
C07 发生高危行为（如共用针具吸毒、不安全性行为等）后，应主动寻求艾滋病检测与咨询吗？
　　　　　　　　　　　　　　　　　　　　　　　　　　　　　　① 是　　② 否　　③ 不知道

C08 故意传播艾滋病需要承担法律责任吗? ① 需要 ② 不需要 ③ 不知道

D01 你最近一次与客人发生性行为时使用安全套了吗? ① 使用 ② 未使用
D02 最近一个月，你与客人发生性行为时使用安全套的频率如何?
　　　　　　　　　　　　　　　　　　　① 未使用 ② 有时使用 ③ 每次都用
D03 最近六个月，你找客人的方式有哪些?（可多选）＿＿＿＿，其中最主要的是（单选）＿＿＿＿。
　　① 固定场所（包括桑拿房、夜总会、酒吧、酒店、发廊、路边店等）
　　② 电话预约/上门服务　　　③ 网络（包括QQ、微信、陌陌、网站等）

E01 你吸毒吗?（包括海洛因、可卡因、鸦片、大麻、吗啡、冰毒、杜冷丁、K粉、摇头丸、麻古等）
　　　　　　　　　　　　　　　　　　　① 是 ② 否（跳至F01）
E02 你注射过毒品吗?　　　　　　　　　 ① 是 ② 否（跳至F01）
E03 你平均每天注射吸毒多少次?　　　　 ＿＿＿＿次
E04 你与别人共用过针具吗?　　　　　　 ① 是 ② 否（跳至F01）
E05 最近六个月注射毒品时，你与别人共用针具的频率如何?
　　　　　　　　　　　　　　　　　　　① 未共用 ② 有时共用 ③ 每次共用

F01 最近一年，你是否曾被诊断患过性病?　① 是 ② 否（跳至G01）
F02 最近一年，你曾被诊断患过何种性病?（可多选）＿＿＿＿
　　① 淋病 ② 梅毒 ③ 生殖道沙眼衣原体感染 ④ 尖锐湿疣 ⑤ 生殖器疱疹
　　⑥ 其他（请注明）＿＿＿＿

最近一年，你是否接受过有关预防艾滋病的下列服务?
G01 安全套宣传和发放/艾滋病咨询与检测　　　① 是 ② 否
G02 社区药物维持治疗/清洁针具提供或交换　　① 是 ② 否
G03 同伴教育　　　　　　　　　　　　　　　① 是 ② 否

H03 你的最近一次检测是在什么时间? □□□□年□□月（如从未检测过可不填，且调查到此结束）
H04 你的最近一次检测结果　　　　　　① 阴性 ② 阳性 ③ 不知道

调查到此结束，谢谢你的合作。为了解你的健康状况，需要对你采血，进行艾滋病、梅毒、丙肝检测。

T01 本次调查是否采血　　　　　　① 是　② 否
T02a 既往检测HIV抗体阳性　　　　① 是　② 否（跳至T03）
T02b 最早确证检测为HIV阳性的时间　□□□□年□□月
T03 HIV抗体检测结果　第一次ELISA初筛　① 阳性 ② 阴性（跳至T04）
　　　　　　　　　　 第二次ELISA复检　① 阳性 ② 阴性

	确证试验	① 阳性	② 阴性	③ 可疑	④ 未检测
T04 梅毒检测结果	ELISA 检测	① 阳性	② 阴性（跳至 T05）		
	RPR/TRUST 检测	① 阳性	② 阴性		
T05 HCV 检测结果	第一次 ELISA 初筛	① 阳性	② 阴性（结束）		
	第二次 ELISA 复检	① 阳性	② 阴性		

调查员签字：_____   督导员签字：_____

健康调查问卷（哨点监测）

A01 监测地点　　__上海__省（自治区、直辖市）　__浦东新区__县（市、区）
　　　　　　　_____单位
　　社区问卷编号_____（D + 社区首字母 + 编号，例如陆家嘴社区可记为D-LJZ01，血清编号必须与此一致）

A02 哨点类型　　　　　　　　DUS

A03 哨点所在地行政区划国标码　　3 1 0 1 1 5

A04 问卷编号　　　　　　　　□□□（此编号由疾控中心填写）

A05 调查日期　　　　　　　　□□□□年□□月□□日

A06 样本来源　　① 强制戒毒所　② 社区　③ 美沙酮门诊（尿检阳性者）

你好，我叫×××，来自×××。我正在进行一项调查，目的是了解人们对一些健康问题的认识和行为状况。请放心，本次调查不记名，我会对你的回答保密，希望你能说出个人的真实情况。调查大约会占用你10分钟，调查结束时我可以为你提供一些帮助，例如你可以咨询一些健康方面的问题，我会尽量解答。希望你支持我的工作。谢谢！

请问你最近是否参加过此项调查？（若调查对象回答"是"，则结束此次调查）

B01 性别　　　　　　　① 男　　② 女
B02 出生年　　　　　　□□□□年
B03 婚姻状况　　　　　① 未婚　② 在婚　③ 同居　④ 离异或丧偶
B04 户籍所在地　　　　① 本省　② 外省（请注明）_____省
　　　　　　　　　　　③ 外籍（请注明）_____国 **（跳至B06）**
B05 民族　　　　　　　_____族
B06 文化程度　　　　　① 文盲　② 小学　③ 初中　④ 高中或中专　⑤ 大专及以上
B07 抓获地　　　　　　_____省_____市_____县（只针对戒毒所内的吸毒者）

C01 艾滋病是一种不可治愈的严重传染病吗？　　　　　　　　　　　① 是　　② 否　　③ 不知道
C02 与艾滋病病毒感染者共用注射器有可能得艾滋病吗？　　　　　　① 可能　② 不可能　③ 不知道
C03 通过外表可以判断一个人是否感染了艾滋病病毒吗？　　　　　　① 可以　② 不可以　③ 不知道
C04 坚持正确使用安全套可以降低感染和传播艾滋病的风险吗？　　　① 可以　② 不可以　③ 不知道
C05 使用新型毒品（如冰毒、摇头丸、K粉等）会增加得艾滋病的风险吗？
　　　　　　　　　　　　　　　　　　　　　　　　　　　　　　　① 会　　② 不会　　③ 不知道
C06 参加戒毒药物维持治疗可以降低得艾滋病的风险吗？　　　　　　① 可以　② 不可以　③ 不知道
C07 发生高危行为（如共用针具吸毒、不安全性行为等）后，应主动寻求艾滋病检测与咨询吗？
　　　　　　　　　　　　　　　　　　　　　　　　　　　　　　　① 是　　② 否　　③ 不知道
C08 故意传播艾滋病需要承担法律责任吗？　　　　　　　　　　　　① 需要　② 不需要　③ 不知道

以下问题，对于在戒毒所内接受调查的吸毒者，均指其进入戒毒所前相应时间段内有关行为的状况。

D01 你目前主要使用哪种毒品？（可多选）_____
　　① 海洛因　　② 可卡因　　③ 鸦片　　④ 大麻　　⑤ 吗啡　　⑥ 冰毒
　　⑦ 杜冷丁　　⑧ K粉（氯胺酮）　　⑨ 摇头丸　　⑩ 麻古　　⑪ 其他（请注明）_____

D02 你注射过毒品吗？　　　　　　　　　　　　　　　　　① 是　　② 否（跳至 E01）
D03 最近一个月，你注射过毒品吗？　　　　　　　　　　　① 是　　② 否（跳至 D05）
D04 你最近一个月平均每天注射吸毒多少次？　　　　　　　　　　　　_____次
D05 你曾经与别人共用过针具吗？　　　　　　　　　　　　① 是　　② 否（跳至 E01）
D06 最近一个月，你注射毒品时与别人共用过针具吗？　　　① 是　　② 否（跳至 E01）
D07 最近一个月注射毒品时，你与别人共用针具的频率如何？　① 未共用　② 有时共用　③ 每次共用

E00a 最近一年，你是否有过性行为？　　　　　　　　　　① 是　　② 否（跳至 G01）
E00b 最近一年，你是否有过吸食毒品后发生性行为？　　　① 是　　② 否（跳转 E03）
E00c 最近一年，你最近一次吸食毒品后发生性行为时使用安全套了吗？　① 是　　② 否
E01 最近一个月，你是否有过性行为？　　　　　　　　　① 是　　② 否（跳至 E03）
E02 最近一个月，你最近一次发生性行为时使用安全套了吗？　① 是　　② 否

（E03 至 E05 题只询问婚姻状况为在婚或同居者）
E03 最近一年，你与配偶或同居者发生过性行为吗？　　　① 是　　② 否（跳至 F01）
E04 最近一年，你与配偶或同居者发生性行为时使用安全套的频率如何？
　　　　　　　　　　　　　　　　　　　　　　① 未使用　② 有时使用　③ 每次都用
E05 你最近一次与配偶或同居者发生性行为时使用安全套了吗？　① 是　　② 否

F01 最近一年，你与商业性伴发生过性行为吗？　　　　　① 是　　② 否（跳至 G01）
F02 最近一年，你与商业性伴发生性行为时使用安全套的频率如何？
　　　　　　　　　　　　　　　　　　　　　　① 未使用　② 有时使用　③ 每次都用
F03 你最近一次与商业性伴发生性行为时使用安全套了吗？　① 是　　② 否

最近一年，你是否接受过有关预防艾滋病的下列服务？
G01 安全套宣传和发放/艾滋病咨询与检测　　　　　　　① 是　　② 否
G02 社区药物维持治疗/清洁针具提供或交换　　　　　　① 是　　② 否
G03 同伴教育　　　　　　　　　　　　　　　　　　　① 是　　② 否

H03 你的最近一次检测是在什么时间？ □□□□年□□月（如从未检测过可不填，且调查到此结束）
H04 你的最近一次检测结果　　　　　　　　　　　　　① 阴性　　② 阳性　　③ 不知道

调查到此结束，谢谢你的合作。为了解你的健康状况，需要对你采血，进行艾滋病、梅毒和丙肝检测。

T01 本次调查是否采血　　　　　　　　　　① 是　　　② 否

T02a 既往检测 HIV 抗体阳性　　　　　　　① 是　　　② 否（**跳至 T03**）

T02b 最早确证检测为 HIV 阳性的时间　　　□□□□年□□月

T03 HIV 抗体检测结果　　第一次 ELISA 初筛　① 阳性　② 阴性（**跳至 T04**）

　　　　　　　　　　　　第二次 ELISA 复检　① 阳性　② 阴性

　　　　　　　　　　　　确证试验　　　　　　① 阳性　② 阴性　　③ 可疑　　④ 未检测

T04 梅毒检测结果　　　　ELISA 检测　　　　① 阳性　② 阴性（**跳至 T05**）

　　　　　　　　　　　　RPR/TRUST 检测　　① 阳性　② 阴性

T05 HCV 检测结果　　　　第一次 ELISA 初筛　① 阳性　② 阴性（**结束**）

　　　　　　　　　　　　第二次 ELISA 复检　① 阳性　② 阴性

　　　调查员签字：＿＿＿＿＿＿＿　　　　　　　　　　督导员签字：＿＿＿＿＿＿＿

健康调查问卷（哨点监测）

A01 监测地点 ___上海___ 省（自治区、直辖市） ___浦东新区___ 县（市、区）
_____单位

A02 哨点类型　　　　　　　　STD

A03 哨点所在地行政区划国标码　3 1 0 1 1 5

A04 问卷编号（只填前一个，和血清一致）SA □□□ （001—200）
　　　　　　　　　　　　　　　　　　　　□□□ （001—999）

A05 调查日期　　　　　　　　□□□□年□□月□□日

A06 样本来源　① 性病专科门诊　② 综合医院　③ 私人诊所　④ 其他（请注明）_____

你好，我叫×××，来自×××。我正在进行一项调查，目的是了解人们对一些健康问题的认识和行为状况。请放心，本次调查不记名，我会对你的回答保密，希望你能说出个人的真实情况。调查大约会占用你 10 分钟，调查结束时我可以为你提供一些帮助，例如你可以咨询一些健康方面的问题，我会尽量解答。希望你支持我的工作。谢谢！

请问你最近是否参加过此项调查？（若调查对象回答"是"，则结束此次调查）

B01 出生年　　　　　　　　□□□□年
B02 婚姻状况　　　　　　　① 未婚　② 在婚　③ 同居　④ 离异或丧偶
B03 户籍所在地　　　　　　① 本省　② 外省（请注明）_____省
　　　　　　　　　　　　　③ 外籍（请注明）_____国 **（跳至 C01）**
B04 民族　　　　　　　　　_____族

C01 一个感染了艾滋病病毒的人能从外表上看出来吗？　　　① 能　　② 不能　　③ 不知道
C02 蚊虫叮咬会传播艾滋病吗？　　　　　　　　　　　　　① 会　　② 不会　　③ 不知道
C03 与艾滋病病毒感染者一起吃饭会得艾滋病吗？　　　　　① 会　　② 不会　　③ 不知道
C04 输入带有艾滋病病毒的血液会得艾滋病吗？　　　　　　① 会　　② 不会　　③ 不知道
C05 与艾滋病病毒感染者共用注射器有可能得艾滋病吗？　　① 可能　② 不可能　③ 不知道
C06 感染艾滋病病毒的妇女生下的小孩有可能得艾滋病吗？　① 可能　② 不可能　③ 不知道
C07 正确使用安全套可以减少艾滋病的传播吗？　　　　　　① 可以　② 不可以　③ 不知道
C08 只与一个性伴发生性行为可以减少艾滋病的传播吗？　　① 可以　② 不可以　③ 不知道

D01 最近三个月，你与小姐（暗娼）发生过性行为吗？　　　① 是　　② 否（**跳至 E01**）
D02 最近三个月，你与多少个小姐（暗娼）发生过性行为？　① ___人　② 记不清

E01 最近三个月，你与临时性伴发生过性行为吗？　　　　　① 是　　② 否（**跳至 F01**）
E02 最近三个月，你与多少个临时性伴发生过性行为？　　　① ___人　② 记不清

F01 你注射过毒品吗？　　　　　　　　　　　　　　① 是　　　② 否
F02 你与同性发生过肛交性行为吗？　　　　　　　① 是　　　② 否

G01 最近一年，你是否被诊断患过性病？　　　　　① 是　　　② 否 **（跳至 H01）**
G02 最近一年，你曾被诊断患过何种性病？（可多选）_____
　　① 淋病　② 梅毒　③ 生殖道沙眼衣原体感染　④ 尖锐湿疣　⑤ 生殖器疱疹
　　⑥ 其他（请注明）_____

最近一年，你是否接受过有关预防艾滋病的下列服务？
H01 安全套宣传和发放/艾滋病咨询与检测　　　　① 是　　　② 否
H02 社区药物维持治疗/清洁针具提供或交换　　　① 是　　　② 否
H03 同伴教育　　　　　　　　　　　　　　　　　① 是　　　② 否

I03 你的最近一次检测是在什么时间？ ☐☐☐☐年☐☐月（如从未检测过可不填，且调查到此结束）
I04 你的最近一次检测结果　　　　　　　　　　　① 阴性　　② 阳性　　③ 不知道

调查到此结束，谢谢你的合作。为了解你的健康状况，需要对你采血，进行艾滋病、梅毒和丙肝检测。

T01 本次调查是否采血　　　　　　　　　① 是　　　② 否
T02a 既往检测 HIV 抗体阳性　　　　　　 ① 是　　　② 否 **（跳至 T03）**
T02b 最早确证检测为 HIV 阳性的时间　　 ☐☐☐☐年☐☐月
T03 HIV 抗体检测结果　　第一次 ELISA 初筛　　① 阳性　　② 阴性 **（跳至 T04）**
　　　　　　　　　　　　第二次 ELISA 复检　　① 阳性　　② 阴性
　　　　　　　　　　　　确证试验　　　　　　① 阳性　　② 阴性　　③ 可疑　　④ 未检测
T04 梅毒检测结果　　　　ELISA 检测　　　　　① 阳性　　② 阴性 **（跳至 T05）**
　　　　　　　　　　　　RPR/TRUST 检测　　　① 阳性　　② 阴性
T05 HCV 检测结果　　　　第一次 ELISA 初筛　　① 阳性　　② 阴性 **（结束）**
　　　　　　　　　　　　第二次 ELISA 复检　　① 阳性　　② 阴性

调查员签字：_____　　　　　　　　督导员签字：_____

健康调查问卷（哨点监测）

A01 监测地点 ___上海___ 省（自治区、直辖市） ___浦东新区___ 县（市、区）
_____ 单位

A02 哨点类型　　　　　　　　PRG

A03 哨点所在地行政区划国标码　3 1 0 1 1 5

A04 问卷编号（只填前一个，和血清一致）　PB ☐☐☐（001—400）
　　　　　　　　　　　　　　　　　　　　　　☐☐☐（001—999）

A05 调查日期　　　　　　　☐☐☐☐年☐☐月☐☐日

　　你好，我叫×××，来自×××。为了你和胎儿的健康，我们需要了解你的行为和知识状况。本次调查不记名，我们会对你的回答保密，希望你提供你的真实情况。调查大约会占用你 10 分钟时间，调查结束时我可以为你提供一些帮助，例如你可以咨询一些健康方面的问题，我会尽量解答。希望你支持我们的工作。谢谢！

　　请问你最近是否参加过此项调查？（若调查对象回答"是"，则结束此次调查）

B01 出生年　　　　　　　☐☐☐☐年
B02 婚姻状况　　　　　　① 未婚　　② 在婚　　③ 同居　　④ 离异或丧偶
B03 户籍所在地　　　　　① 本省　　② 外省（请注明）_____省
　　　　　　　　　　　　③ 外籍（请注明）_____国（**跳至 B05**）
B04 民族　　　　　　　　_____族
B05 文化程度　　　　　　① 文盲　　② 小学　　③ 初中　　④ 高中或中专　　⑤ 大专及以上
B06 本次怀孕孕周　　　　_____周
B07 怀孕次数　　　　　　_____次
B08 生育次数　　　　　　_____次
B09 是否去过外地打工或经商？　　　　　　　　　① 是　　② 否
B10 你丈夫是否去过外地打工或经商？　　　　　① 是　　② 否

C01 一个感染了艾滋病病毒的人能从外表上看出来吗？　① 能　　② 不能　　③ 不知道
C02 蚊虫叮咬会传播艾滋病吗？　　　　　　　　　　① 会　　② 不会　　③ 不知道
C03 与艾滋病病毒感染者一起吃饭会得艾滋病吗？　　① 会　　② 不会　　③ 不知道
C04 输入带有艾滋病病毒的血液会得艾滋病吗？　　　① 会　　② 不会　　③ 不知道
C05 与艾滋病病毒感染者共用注射器有可能得艾滋病吗？　① 可能　　② 不可能　　③ 不知道
C06 感染艾滋病病毒的妇女生下的小孩有可能得艾滋病吗？　① 可能　　② 不可能　　③ 不知道
C07 正确使用安全套可以减少艾滋病的传播吗？　　　① 可以　　② 不可以　　③ 不知道
C08 只与一个性伴发生性行为可以减少艾滋病的传播吗？　① 可以　　② 不可以　　③ 不知道

D01 你丈夫是否吸毒？　　　　　　　　　　　　　　① 是　　② 否　　③ 不知道

D02 你吸毒吗？　　　　　　　　　　　　　　　　① 是　　② 否（**跳至 E01**）
D03 你注射过毒品吗？　　　　　　　　　　　　　① 是　　② 否（**跳至 E01**）
D04 你与别人共用过针具吗？　　　　　　　　　　① 是　　② 否

E01 你有丈夫以外的其他性伴吗？　　　　　　　　① 是　　② 否
F01 你丈夫是否患过艾滋病或性病？　　① 艾滋病　② 性病　③艾滋病和性病　④ 否　⑤ 不知道
F02 你是否患过性病？　　　　　　　　　　　　　① 是　　② 否（结束）
F03 最近一年，你被诊断患过何种性病？（可多选）_____
　　① 淋病　② 梅毒　③ 生殖道沙眼衣原体感染　④ 尖锐湿疣　⑤ 生殖器疱疹
　　⑥ 其他（请注明）_____

调查到此结束，谢谢你的合作。为了解你的健康状况，需要对你采血，进行艾滋病、梅毒和丙肝检测。

T01 本次调查是否采血　　　　　　　　　① 是　　② 否
T02a 既往检测 HIV 抗体阳性　　　　　　① 是　　② 否（**跳至 T03**）
T02b 最早确证检测为 HIV 阳性的时间　　□□□□年□□月
T03 HIV 抗体检测结果　　第一次 ELISA 初筛　　① 阳性　② 阴性（**跳至 T04**）
　　　　　　　　　　　　第二次 ELISA 复检　　① 阳性　② 阴性
　　　　　　　　　　　　确证试验　　　　　　① 阳性　② 阴性　③ 可疑　④ 未检测
T04 梅毒检测结果　　　　ELISA 检测　　　　　① 阳性　② 阴性（**跳至 T05**）
　　　　　　　　　　　　RPR/TRUST 检测　　　① 阳性　② 阴性
T05 HCV 检测结果　　　　第一次 ELISA 初筛　　① 阳性　② 阴性（**结束**）
　　　　　　　　　　　　第二次 ELISA 复检　　① 阳性　② 阴性

调查员签字：_____　　　　　　　　督导员签字：_____

健康调查问卷（哨点监测）

A01 监测地点　　　上海　省（自治区、直辖市）　浦东新区　县（市、区）
　　　　　　　　　　　　　　　　单位

A02 哨点类型　　　　　　　　　MPO

A03 哨点所在地行政区划国标码　3 1 0 1 1 5

A04 问卷编号（只填前一个，和血清一致）MB □□□（001—400）
　　　　　　　　　　　　　　　　　　　　□□□（001—999）

A05 调查日期　　　　　　　　□□□□年□□月□□日

A06 样本来源　① 建筑工人　② 矿工　③ 企业工人　④ 商贸经营　⑤ 其他（请注明）_____

你好，我叫×××，来自×××。我正在进行一项调查，目的是了解人们对一些健康问题的认识和行为状况。请放心，本次调查不记名，我会对你的回答保密，希望你的回答是你个人的真实情况。调查大约会占用你 10 分钟，调查结束时我可以为你提供一些帮助，例如你可以咨询一些健康方面的问题，我会尽量解答。希望你支持我的工作。谢谢！

请问你最近是否参加过此项调查？（若调查对象回答"是"，则结束此次调查）。

B01 性别　　　　　　　男（必须为男性）

B02 出生年　　　　　　□□□□年

B03 婚姻状况　　　　　① 未婚　　② 在婚　　③ 同居　　④ 离异或丧偶

B04 户籍所在地　　　　_____省/自治区/直辖市_____市_____区/县（**必须为非上海户籍**）
　　　　　　　　　　　如为外籍，请注明_____国（**跳至 B06**）。

B05 民族　　　　　　　_____族

B06 在本地居住时间　　① <3 个月　② 3~6 个月　③ 6~12 个月　④ 1 年以上

B07 文化程度　　　　　① 文盲　　② 小学　　③ 初中　　④ 高中或中专　　⑤ 大专及以上

C01 一个感染了艾滋病病毒的人能从外表上看出来吗？　　　　　① 能　　② 不能　　③ 不知道
C02 蚊虫叮咬会传播艾滋病吗？　　　　　　　　　　　　　　　① 会　　② 不会　　③ 不知道
C03 与艾滋病病毒感染者一起吃饭会得艾滋病吗？　　　　　　　① 会　　② 不会　　③ 不知道
C04 输入带有艾滋病病毒的血液会得艾滋病吗？　　　　　　　　① 会　　② 不会　　③ 不知道
C05 与艾滋病病毒感染者共用注射器有可能得艾滋病吗？　　　　① 可能　② 不可能　③ 不知道
C06 感染艾滋病病毒的妇女生下的小孩有可能得艾滋病吗？　　　① 可能　② 不可能　③ 不知道
C07 正确使用安全套可以减少艾滋病的传播吗？　　　　　　　　① 可以　② 不可以　③ 不知道
C08 只与一个性伴发生性行为可以减少艾滋病的传播吗？　　　　① 可以　② 不可以　③ 不知道

D01 你有过性行为（阴道交、肛交、口交等）的经历吗？　　　　① 有　　② 没有（**跳至 H01**）

D02 至 D03 题只询问婚姻状况为在婚或同居者
D02 最近一年，你与配偶或同居者发生性行为时使用安全套的频率如何？
　　　　　　　　　　　　　　　　　　　　　　　　① 未使用　　② 有时使用　　③ 每次都用
D03 你最近一次与配偶或同居者发生性行为时使用安全套了吗？　　① 是　　② 否

E01 最近一年，你与小姐（暗娼）发生过性行为吗？　　　　　　① 是　　② 否 **（跳至 F01）**
E02 最近一年，你与小姐（暗娼）发生性行为时使用安全套的频率如何？
　　　　　　　　　　　　　　　　　　　　　　　　① 未使用　　② 有时使用　　③ 每次都用
E03 你最近一次与小姐（暗娼）发生性行为时使用安全套了吗？　　① 是　　② 否

F01 最近一年，你与临时性伴发生过性行为吗？（临时性伴是指非商业、非固定性伴，即偶尔有性行为的非商业性的异性性伴，如一夜情等）　　　　　① 是　　② 否 **（跳至 G01）**
F02 最近一年，你与临时性伴发生性行为时使用安全套的频率如何？
　　　　　　　　　　　　　　　　　　　　　　　　① 未使用　　② 有时使用　　③ 每次都用
F03 你最近一次与临时性伴发生性行为时使用安全套了吗？　　① 是　　② 否

G01 最近一年，你与同性发生过肛交性行为吗？　　　　　　　① 是　　② 否 **（跳至 H01）**
G02 最近一年，你与同性发生过商业性行为吗？　　　　　　　① 是　　② 否
G03 最近一年，你与同性发生肛交性行为时使用安全套的频率如何？
　　　　　　　　　　　　　　　　　　　　　　　　① 未使用　　② 有时使用　　③ 每次都用
G04 你最近一次与同性发生肛交性行为时使用安全套了吗？　　① 是　　② 否

H01 你吸毒吗？　　　　　　　　　　　　　　　　　　① 是　　② 否 **（结束）**
H02 你注射过毒品吗？　　　　　　　　　　　　　　　① 是　　② 否 **（结束）**
H03 你与别人共用过针具吗？　　　　　　　　　　　　① 是　　② 否 **（结束）**
H04 最近六个月注射毒品时，你与别人共用针具的频率如何？
　　　　　　　　　　　　　　　　　　　　　　　　① 未共用　　② 有时共用　　③ 每次共用

I01 梅毒主要通过性接触传播的吗？　　　　　　　　① 是的　② 不是　③ 不知道
I02 梅毒可以治好吗？　　　　　　　　　　　　　　① 可以　② 不可以　③ 不知道
I03 一个看上去健康的人会是梅毒患者吗？　　　　　① 会的　② 不会的　③ 不知道
I04 正确使用安全套，可以预防梅毒的传播吗？　　　① 可以　② 不可以　③ 不知道
I05 梅毒会增加艾滋病的传播吗？　　　　　　　　　① 会的　② 不会的　③ 不知道
I06 梅毒病人的性伴需要去医院检查吗？　　　　　　① 要的　② 不要的　③ 不知道
I07 孕妇感染梅毒会传染给胎儿吗？　　　　　　　　① 会的　② 不会的　③ 不知道
I08 与梅毒患者一起吃饭、握手等日常接触会传播梅毒吗？　　① 会的　② 不会的　③ 不知道
I09 你通过哪些途径得到梅毒的预防知识？（可多选）_____
　　① 宣传活动　② 电视　③ 广播　④ 报刊　⑤ 书籍　⑥ 朋友或同伴　⑦ 医生咨询
　　⑧ 宣传材料　⑨ 网络　⑩ 学校讲座　⑪ 其他

调查到此结束,谢谢你的合作。为了解你的健康状况,需要对你采血,进行艾滋病、梅毒和丙肝检测。

T01 本次调查是否采血		① 是	② 否
T02a 既往检测 HIV 抗体阳性		① 是	② 否（跳至 T03）
T02b 最早确证检测为 HIV 阳性的时间		□□□□年□□月	
T03 HIV 抗体检测结果	第一次 ELISA 初筛	① 阳性	② 阴性（跳至 T04）
	第二次 ELISA 复检	① 阳性	② 阴性
	确证试验	① 阳性　② 阴性　③ 可疑　④ 未检测	
T04 梅毒检测结果	ELISA 检测	① 阳性	② 阴性（跳至 T05）
	RPR/TRUST 检测	① 阳性	② 阴性
T05 HCV 检测结果	第一次 ELISA 初筛	① 阳性	② 阴性（结束）
	第二次 ELISA 复检	① 阳性	② 阴性

调查员签字：_____　　　　　　　　　　督导员签字：_____

第四章 艾滋病咨询检测

第一节 概 述

艾滋病咨询检测是指人们在知情和保密的前提下，选择是否接受 HIV 抗体检测、咨询、改变危险行为及获得相关服务的过程。艾滋病咨询检测是艾滋病防治工作重要的干预策略之一，包括艾滋病自愿咨询检测（voluntary counseling and testing，VCT）及医务人员主动提供艾滋病检测咨询（provider-initiated HIV testing and counseling，PITC）。

艾滋病自愿咨询检测是指人们在经过咨询后能对艾滋病检测做出明智选择的过程，是自愿和保密的。自愿咨询包括检测前咨询、检测后咨询、预防性咨询、支持性咨询和特殊需求咨询等。通过自愿咨询和检测，受检者不仅可以尽早发现、及时治疗和预防感染，还能获得医务人员提供的心理支持，促使受检者减少危险行为，预防艾滋病病毒的传播。

医务人员主动提供艾滋病检测咨询是指在医疗卫生机构由医务人员主动提出为就诊者进行 HIV 检测咨询的过程。在这个过程中，医务人员的态度不是中立的，而是积极鼓励就诊者接受 HIV 检测和咨询，内容包括检测前信息提供、HIV 快速检测以及检测后咨询。

艾滋病咨询检测主要包括咨询和检测两个环节。根据世界卫生组织的定义，艾滋病咨询是求询者和咨询员之间在保密情况下的谈话，目的是帮助求询者能够应付 HIV 感染带来的紧张情绪，使其做出正确的个人决定，谈话内容包括对个人感染危险进行评估和帮助求询者实施预防行为。艾滋病检测是对个体是否感染艾滋病病毒及其体内艾滋病病毒相关指示物进行的实验室检测，目前的检测方法主要有核酸检测、抗原检测和抗体检测。

艾滋病咨询检测渗透到艾滋病预防、治疗、行为干预等诸多层面。及时、高质量的艾滋病咨询检测服务可以在艾滋病防治工作中发挥如下重要的作用：

（1）帮助服务对象了解艾滋病的基本知识，促使艾滋病高危行为者改变危险行为，减少 HIV 的传播。

（2）帮助服务对象了解 HIV 抗体检测的意义，促使其进行 HIV 检测以及时了解自身的感染状况，并获得相关医疗服务的信息。

（3）帮助服务对象了解国家有关艾滋病治疗、关怀、预防等方面的政策和信息，使其及早获得有关服务和支持。

（4）为感染 HIV 的孕产妇提供预防控制艾滋病母婴传播的相关信息，减少艾滋病对母婴健康的危害。

（5）为艾滋病高危和重点人群提供艾滋病诊疗相关的支持和服务。

（6）有利于加强开展艾滋病防治工作的各相关部门、机构之间的相互合作。

（7）有利于减少针对艾滋病的歧视和恐惧心理，促进艾滋病防治工作顺利开展。

艾滋病咨询检测是艾滋病防治工作的重要组成部分，是连接健康咨询、开展母婴阻断、干预高危行为、诊治性传播疾病和机会性感染、抗病毒治疗、获取社会支持等工作的桥梁和纽带。艾滋病咨询检测应遵循知情同意、保密、不歧视、提供咨询与结果告知、提供转介及后续服务等原则。

第二节　工作内容和步骤

一、社区卫生服务中心

（一）快检点建设

1. 硬件要求

（1）咨询点：咨询室单独设置，有加锁的文件柜用于保存资料，有专用联系电话，做好全程保密工作。

（2）快检点：有艾滋病检测区域或专用实验台，有艾滋病快速检测所必需的设备、物品与试剂。

（3）设置要求、检测咨询流程图、咨询及检测登记表、保密制度等详见《浦东新区卫生和计划生育委员会关于开展社区艾滋病咨询及快速检测工作的通知》（附件4-1）。

2. 人员资质

从事艾滋病防治工作的人员须参加专业的上岗培训。社区卫生服务中心每年年初须对机构内从事艾滋病防治工作的专业人员的性病艾滋病上岗资质情况进行摸底，通过与相关科室负责人沟通确定初、复训人员信息，并于当年3月31日之前将"浦东新区医疗机构性病艾滋病防治专业人员培训需求表"（附表4-1）交至各社区卫生服务中心所属的区疾控中心分中心邮箱。

（1）初训。新从事艾滋病防治工作的人员须参加市疾控中心组织的初训，初训合格后即可取得上岗证。上岗证分疫情管理、临床和检验3个岗位类别。区疾控中心不组织初训。

（2）复训。初训合格者须从次年开始每年参加1次复训。复训分区疾控中心复训和市疾控中心复训。

（3）培训周期。一个培训周期为3年，包括区疾控中心复训2年和市疾控中心复训1年。即市疾控中心初训—区疾控中心复训—区疾控中心复训—市疾控中心复训—区疾控中心复训—区疾控中心复训……如此循环。

（4）补办上岗证。上岗证遗失或损毁须及时补办。补办上岗证所需材料包括所在单位证明（须盖公章）和区疾控中心证明（须盖公章），并且需要重新报名并参加市疾控中心复训。

3. 开展日常咨询检测

（1）开诊时间。每周固定开诊时间不少于2个半天。

（2）样品检测及送样。各社区卫生服务中心的艾滋病咨询检测快检点为就诊者开展咨询服务，评估某高危行为风险，开展HIV初筛工作。HIV初筛阳性的病例须采集第二份血标本，采集后与初筛血标本各1份（每份均须超过1 mL）、"HIV抗体复检化验单"（附表4-2）、HIV初筛阳性病例的身份证复印件一起按照相关生物标本运输要求送至区疾控中心收样室，并做好送样信息登记。未能采集第二份血标本的须注明原因，并由区疾控中心进行核实。

（3）建立转诊机制。建立院内转诊机制，加强妇科、皮肤科、泌尿科等相关科室就诊者的HIV检测宣传，将高危对象转诊至快检点检测。加强工作自查，不断完善转诊机制。

（4）上报筛查情况。各社区卫生服务中心须于每月3日前将"社区HIV咨询检测登记表"（附表4-3）、"艾滋病病毒抗体筛查情况统计报表"（附表4-4）交至区疾控中心分中心邮箱，无检测筛查也需要报告。各社区卫生服务中心须将咨询检测个案信息和实验室检测信息及时录入检测咨询信息管理系统（https：//data.chinaaids.cn）。

二、二、三级医院及民营医疗机构

（一）医务人员主动提供艾滋病检测咨询（PITC）的建设

1. 硬件及制度要求

（1）硬件要求。不需要有专门的房间或场所，设备、相关物品与试剂的具体要求详见"本市医疗卫生机构开设艾滋病筛查实验室的有关要求"（附件4-2）。

（2）制度要求。各医疗机构每年年初修订各自单位的艾滋病性病疫情监测工作实施方案和制度，内容一般包括门诊工作制度、门诊日志登记制度、门诊患者信息保密制度、性病病人转诊制度、性病疫情登记与报告制度、性病疫情漏报调查制度、性病疫情管理制度、艾滋病病毒职业暴露应急处置预案，并通过院部会议贯彻落实到相关科室。

2. 人员资质

同社区卫生服务中心。

3. 开展日常咨询检测

（1）医务人员应主动提供艾滋病咨询检测服务，在服务过程中若有就诊者符合

"PITC 的服务对象"（附件 4-3）的要求，须根据"医务人员主动提供艾滋病检测咨询工作流程图"（附件 4-4）进行咨询服务，尤其要关注具有非婚异性性行为史、男男性行为史和性病史的就诊者。在服务过程中要对就诊者开展艾滋病防治的健康宣教，使其知晓哪些行为容易感染艾滋病，要求（建议）其进行 HIV 抗体检测，对于不拒绝检测的就诊者，须为其提供 HIV 抗体检测，同时填写"检测咨询个案登记表"（附表 4-5），发放艾滋病相关宣传材料，提供安全套。检测结果出来后，医务人员须告知就诊者结果。注意做好检测前后咨询及保密工作。

（2）经区疾控中心确证 HIV 阳性的就诊者，医务人员须再次核对就诊者基本信息，并将检测结果及时报至"中国疾病预防控制系统传染病报告系统"，确证时间与网报时间之间不超过 24 小时。

（3）医务人员须为 HIV 确证阳性的就诊者提供告知、转介、治疗等服务，并做好相关记录。

4. 开展日常性病规范诊疗

（1）结合《性病防治管理办法》，参照《浦东新区规范化性病门诊服务和管理方案》（附件 4-5）的具体要求，加强性病门诊规范化建设。

（2）性病门诊实行首诊医师负责制，为就诊者提供规范的诊疗服务。院内所有性病患者应转诊至性病门诊，并在性病门诊日志中登记。性病门诊日志中的个人基本信息、治疗信息、性伴通知记录及复诊记录须填写完整。如果电子版性病门诊日志已涵盖纸质版相关条目内容，并可导出保存，则纸质版可不填写。

（二）初筛实验室

1. 申报及验收

根据国务院《关于进一步加强艾滋病防治工作的通知》和上海市政府《上海市遏制与防治艾滋病"十二五"行动计划（2011—2015）工作目标》的要求，浦东新区辖区内二级及以上综合性医疗机构、中医医院、口腔医院（所）、开设戒毒药物维持治疗门诊的精神卫生中心（社区卫生服务中心）、妇幼保健院（所）均须建立艾滋病筛查实验室。

医疗卫生机构开设艾滋病筛查实验室的具体要求见"本市医疗卫生机构开设艾滋病筛查实验室的有关要求"（附件 4-2）。申请机构须有相关资质，并填写"上海市艾滋病筛查实验室资质评审申请表"。申请机构中从事艾滋病防治工作的专业人员须参加专业的上岗培训。实验室筹建完成后，申请机构须以书面形式向上级机构提交"艾滋病筛查实验室设置验收申请书"，并申请验收。

2. 送样

医疗卫生机构对 HIV 初筛阳性的病例须采集第二份血标本，并将第二份血标本复检两次，如果发现至少有一次复检试验显示 HIV 阳性，则需要将初筛及复检血标本各 1 份（每份均须超过 1 mL）、"HIV 抗体复检化验单"（附表 4-2）、HIV 初筛阳性病例的身份证复印件、"检测咨询个案登记表"（附表 4-5）一起按照相关生物标本运输要求送至区疾控中心收样室,并做好送样信息登记。未能采集第二份血标本的病例须注明原因,并由区疾控中心进行核实。已送检的疑似 HIV 阳性病例的血样,各医院需要保存至少 1 个月。

3. 上报艾滋病病毒抗体筛查情况

各医院须于每月 3 日前,将"性病门诊就诊者干预检测月报表"(附表 4-6)交至区疾控中心分中心,将"艾滋病病毒抗体筛查情况统计报表"(附表 4-4)的具体数据在疫情网上进行填报。各初筛实验室须将检测信息及时录入检测咨询信息管理系统(https://data.chinaaids.cn)。

4. HIV 阳性病例档案管理

HIV 阳性病例的档案须进行专人保密管理。每例 HIV 阳性病例的档案资料需要有 HIV 阳性确认单复印件、HIV 抗体复检化验单、传染病报告卡和性病艾滋病附卡。

三、疾控中心

(一) VCT 门诊

1. 硬件要求

房间单独设置,面积不小于 10 平方米,空间满足一对一咨询的条件,房间内配备至少 1 台电脑。房间内配备加锁文件柜、宣传及演示资料(或用品)、登记表。公布 VCT 门诊联系电话、地址、服务时间和交通等相关信息。

2. 人员资质

每年年初对疾控中心内从事艾滋病防治工作的专业人员的性病艾滋病上岗资质情况进行摸底,通过与相关科室负责人沟通确定初、复训人员信息,并于当年 3 月 31 日之前上交"浦东新区医疗机构性病艾滋病防治专业人员培训需求表"(附表 4-1)。

3. 开展日常咨询检测

(1) 初筛。VCT 门诊每周二、周四开展咨询检测工作。初筛须登记就诊者相关信息并将血样送至收样室。实验室有检测结果后相关工作人员须及时向就诊者告知 HIV 筛查及梅毒检测结果并登记至初筛一览表,同时录入检测咨询信息管理系统。

(2) 复检。通知 HIV 初筛结果阳性对象带其身份证原件再次前来采集第二份血样,通知时在备注中写好预约时间,当日值班者将其基本咨询信息复制到"初筛阳性复查登记表"中。前来采集第二份血样的对象,需要复印身份证,填写电子版"初筛阳性复查登记表",使用邮件合并的方式打印两份"HIV 抗体初筛阳性信息采集单"(附表 4-7),其中 1 份存档,1 份随抽取的血样送检。信息采集单上须标明复检者初筛时所用的姓名和编号,复检血样上须标明"复检"。当天完成的咨询需要打印存档和录入检测咨询信息管理系统。

(3) 新媒体应用自我检测。新媒体应用自我检测是指通过互联网平台开展以自我风险评估和自我检测为核心内容的"互联网+"干预工作,包括指尖血/口腔黏膜渗出液"HIV"自我检测试纸、指尖血"HIV+梅毒"二合一自我检测试纸、指尖血"HIV

+梅毒+乙肝+丙肝"四合一自我检测试纸的申领,试纸使用说明告知,申领对象信息核实,检测结果判读及初筛阳性对象转介。

4. 资质管理

(1) 上岗证名单汇总。每年4月10日前汇总全区参加初、复训人员的名单。

(2) 复训。每年开展1次性病艾滋病上岗资质复训。

(3) 上岗证反馈。每年开展初、复训报名和培训考核情况反馈工作。为丢失上岗证的人员进行资质重新申请与登记。

(4) 人员上机上岗授权。新取得上岗证的实验室检测人员需要按照区疾控中心实验室上机上岗要求,获得资质授权后方可从事相关检测工作。

5. 公安机关送检咨询要求

(1) 需要警官证复印件、加盖公安机关公章的介绍信和电子版"公安送检登记表"(附表4-8)。

(2) 用邮件合并的方式打印"样品检测委托书"(附表4-9),抽一份血样送检,将相关资料汇总保存在相应文件夹内。实验室出具加盖检验章的纸质检验报告单,并反馈给公安机关。

第三节 工作指标与要求

一、社区卫生服务中心

(一) 艾滋病咨询点、快检点的建设与开设要求

(1) 按要求开设快检点,配备相关设施。

(2) 咨询点、快检点正常开诊率达到100%。

(3) 报名参加性病艾滋病防治初、复训的专业人员的参加率达到100%;培训合格后上交相关材料,上岗人员档案更新及时率达到100%。

(二) 数量要求

咨询点、快检点的工作量应达到年初制定的计划,具体指标参考每年年初计划。

(三) 质量要求

(1) 初筛检测及结果反馈的及时率、准确率、规范率达到100%。

(2) 复检样品的合格率、送样规范率、及时率达到100%。

(3) 阳性病例上报及时率、准确率达到100%。

(4) 各类报表和个案信息的上报及时率、准确率达到100%。

二、二、三级医院和民营医疗机构

(一) 医务人员主动提供艾滋病检测咨询(PITC)的建设及开设要求

(1) 报名参加性病艾滋病防治初、复训的专业人员的参加率达到100%;培训合格后上交相关材料，上岗人员档案更新及时率达到100%。

（2）正常开诊率达到100%。

（二）检测人群要求

（1）性病门诊初诊病人HIV检测率不低于85%。

（2）梅毒规范化诊治的准确率不低于80%。此处的准确率是指报告的梅毒病例中，经过核查符合《中华人民共和国卫生行业标准：梅毒诊断》（WS 273—2018）（附件4-6）的病例所占的比例。

（3）为重点人群提供咨询的比率达100%。

（三）质量要求

（1）初筛检测及结果反馈的及时率、准确率、规范率达到100%。

（2）复检样品的合格率、送样规范率和及时率达到100%。

（3）阳性病例上报及时率、准确率达到100%。

（4）各类报表上报及时率、准确率达到100%。

三、疾控中心

（一）VCT门诊建设及开设要求

（1）正常运行率达到100%。

（2）报名参加性病艾滋病防治初、复训的专业人员的参加率达到100%；培训合格后上交相关材料，上岗人员档案更新及时率达到100%。

（3）区级性病艾滋病防治复训合格率达到100%。

（二）质量要求

（1）初筛检测及结果反馈的及时率、准确率、规范率达到100%。

（2）复检样品的合格率、送样规范率和及时率、检测结果准确率和检测结果反馈及时率达到100%。

（3）阳性病例上报及时率、准确率达到100%。

（4）各类报表和个案信息的上报及时率、准确率达到100%。

第四节 知识与问答

一、什么是艾滋病的窗口期？

根据《艾滋病和艾滋病病毒感染诊断》（WS 293—2019）（附件4-7）中的定义，艾滋病的窗口期是指从HIV感染人体到感染者体内的的HIV抗体、抗原或核酸等感染标志物能被检测出之前的时期。

艾滋病窗口期内的血液已经具有感染性。现有诊断技术检测HIV抗体、抗原和核酸的窗口期分别为HIV感染后的3周、2周和1周左右。

二、艾滋病检测咨询的技巧有哪些？

（1）重点关注传播途径，尤其是同性传播途径。

（2）咨询态度端正，不对咨询内容做评判。

（3）给予检测咨询后建议，如正确使用安全套、婚前性行为保健、男男性行为者的关键防护注意事项等。

三、抽取静脉血样时的注意事项有哪些？

（1）核对被采血人员的姓名和编号。

（2）评估血管，避开结节、瘢痕、伤口等不适合采血的部位，采血前采取使用止血带、按压血管或握拳等方式让血管充盈。

（3）戴口罩和手套，按以下规范流程采血。

① 选择合适的静脉穿刺点，在穿刺点近心端约 6 cm 处系止血带。用 75% 酒精棉球或碘伏棉签以穿刺点为圆心，用先中心后外围的方式消毒皮肤，保证消毒面积不小于 5 cm×5 cm，嘱被采血者握拳。

② 采血针以小于 45° 的角度进针，发现回血后，再将采血针角度缩小并充分进入血管。将采血针另一端插入采血管，采集血液。

③ 松开止血带，拔出采血针，用无菌棉球按压穿刺点。

④ 含抗凝剂的采血管采完血后须立即颠倒混匀 20 次以上。

（4）按顺序整理采血管。

四、是不是有高危行为 3 个月后检测才准确，6 周就可以检测出 HIV 的说法是否正确？

目前绝大多数疾控中心使用的 HIV 快检试剂为三代试剂，该类试剂只能检测 HIV 抗体，机体感染 HIV 6 周后其体内 HIV 抗体的水平才满足该类试剂的检测线。大部分医院检测 HIV 采用化学发光法，检测试剂为四代试剂，可同时检测抗原和抗体，该类试剂在机体感染 HIV 4 周后即可检出。上海市公共卫生临床中心可提供 HIV 核酸检测，HIV 核酸检测在机体感染 HIV 后 10 天左右即可检出，但费用需要 1 800 元左右，如有特殊要求，比如数次确证结果不确定、恐艾等，建议做 HIV 核酸检测。

五、什么是三级包装？

三级包装指血清管、硬质支撑管及生物安全运输箱。

六、现住址如何填写？

有上海户口或居住证的人员现住址填写户口本或居住证上的地址，没有上海户口或居住证的人员现住址填写真实的住处地址。

七、上海市浦东新区设有性病门诊并可进行 HIV 初筛的医院有哪些?

上海市浦东新区设有性病门诊并可进行 HIV 初筛的医院信息详见表 4-1。

表 4-1　上海市浦东新区设有性病门诊并可进行 HIV 初筛的医院信息

单位	地址	备注
上海市东方医院	上海市浦东新区即墨路 150 号	公立
上海市浦东新区公利医院	上海市浦东新区苗圃路 219 号	公立
上海交通大学医学院附属仁济医院东院	上海市浦东新区东方路 1630 号	公立
上海交通大学医学院附属上海儿童医学中心	上海市浦东新区东方路 1678 号	公立
上海中医药大学附属曙光医院东院	上海市浦东新区张衡路 528 号	公立
上海杨思医院	上海市浦东新区杨新东路 28 号	民营
上海市浦东新区人民医院	上海市浦东新区川沙新镇川环南路 490 号	公立
上海市浦东医院	上海市浦东新区惠南镇拱为路 2800 号	公立
上海市浦东新区妇幼保健所	上海市浦东新区南汇惠南镇人民东路 3030 号	公立
上海市第七人民医院	上海市浦东新区高桥大同路 358 号	公立
上海沪东医院	上海市浦东新区沪东路 238 号	公立
上海市浦东新区浦南医院	上海市浦东新区浦东南路 2400 号	公立
上海市浦东新区周浦医院	上海市浦东新区周园路 1500 号	公立
上海市第六人民医院东院	上海市浦东新区南汇新城环湖西三路 222 号	公立
上海南浦妇科医院	上海市浦东新区浦东南路 2250 号	民营
上海安达医院	上海市浦东新区沪南公路 468 号	民营
复旦大学附属肿瘤医院（浦东院区）	上海市浦东新区康新公路 4333 号	公立
上海市浦东新区中医医院	上海市浦东新区平川路 399 号	公立
上海尚德医院	上海市浦东新区川沙路 1295 号	民营

八、上海市浦东新区的社区快检点有哪些?

上海市浦东新区的社区快检点信息详见表 4-2。

表 4-2 上海市浦东新区的社区快检点信息

序号	社区名称	快检点地址	工作时间
1	北蔡社区卫生服务中心	上海市浦东新区北蔡镇莲园路 271 号 2 号楼 2 楼	周二、周四下午 1:00—3:00
2	曹路社区卫生服务中心	上海市浦东新区曹路镇龚新路 470 号 147 室	周三下午 12:30—15:30、周日上午 8:00—10:30
3	川沙社区卫生服务中心	上海市浦东新区川沙新镇绣川路 340 号 204 室	周二、周四上午 8:30—10:30
4	大团社区卫生服务中心	上海市浦东新区大团镇永定南路 169 号 3 号楼 3307 室	周二、周四下午 1:00—3:00
5	东明社区卫生服务中心	上海市浦东新区环林东路 555 号 210 室	周三上午 8:00—10:00、周三下午 2:00—4:00
6	高东社区卫生服务中心	上海市浦东新区高东镇镇南路 100 号 1105 室	周二、周四上午 8:00—10:30
7	高桥社区卫生服务中心	上海市浦东新区高桥镇欧高路 128 号输液大厅 2 楼 VCT 门诊	周二上午 8:00—10:00、周四下午 1:30—3:30
8	高行社区卫生服务中心	上海市浦东新区金高路 180 号门诊楼 5 楼 507 室	周三上午 8:30—11:00、周三下午 1:30—3:30
9	航头社区卫生服务中心	上海市浦东新区航头沪南公路 5395 号 3 号楼 3 楼	周二、周四下午 12:30—15:00
10	合庆社区卫生服务中心	上海市浦东新区合庆镇前哨路 215 号	周一、周三上午 8:00—11:00
11	沪东社区卫生服务中心	上海市浦东新区莱阳路 992 号 112 室	周二、周四下午 1:30—4:00
12	花木社区卫生服务中心	上海市浦东新区玉兰路 96 号预防保健科 2 楼 VCT 门诊	周二上午 9:00—11:00、周三下午 1:30—3:30
13	黄楼社区卫生服务中心	上海市浦东新区川沙新镇川周公路 6215 号 202 室	周二上午 8:00—11:00、周五上午 8:00—11:00
14	惠南社区卫生服务中心	上海市浦东新区惠南镇观海路 259 号 A2036 室	周四上午 8:00—10:00、周四下午 1:00—3:00
15	机场社区卫生服务中心	上海市浦东新区川南奉公路 3385 号住院部 2 楼	周一、周三上午 8:00—11:00

续表

序号	社区名称	快检点地址	工作时间
16	江镇社区卫生服务中心	上海市浦东新区江镇东亭路762号门诊2楼201室	周三、周四上午8:00—11:00
17	金桥社区卫生服务中心	上海市浦东新区佳林路1028号1号楼101室	周三上午8:00—11:00、周三下午1:00—3:30
18	金杨社区卫生服务中心	上海市浦东新区金杨路121号肠道门诊旁	周二、周四上午8:00—11:00
19	康桥社区卫生服务中心	上海市浦东新区康桥镇康弘路565号门诊1楼	周四上午8:00—10:30、周四下午1:00—3:00
20	老港社区卫生服务中心	上海市浦东新区老港镇鑫盛路13号社区科2楼202室	周一、周三上午8:30—11:00
21	联洋社区卫生服务中心	上海市浦东新区紫槐路120号1楼	周三上午8:30—10:30、周三下午1:30—3:30
22	凌桥社区卫生服务中心	上海市浦东新区凌桥江东路1236号1楼VCT诊室	周三、周四下午1:00—3:00
23	六灶社区卫生服务中心	上海市浦东新区六灶崇溪路120号	周一、周四下午1:00—4:00
24	芦潮港社区卫生服务中心	上海市浦东新区南汇新城镇潮和路280号A座203室	周一、周三上午8:30—10:30
25	陆家嘴社区卫生服务中心	上海市浦东新区乳山路235弄1号418室	周一、周五下午1:30—4:00
26	南码头社区卫生服务中心	上海市浦东新区浦三路696号门诊3楼南侧	周二、周四下午1:30—3:00
27	泥城社区卫生服务中心	上海市浦东新区泥城镇云汉路588号B406室	周一、周三上午8:00—10:30
28	浦兴社区卫生服务中心	上海市浦东新区归昌路250号4楼	周二、周四下午1:30—3:30
29	三林社区卫生服务中心	上海市浦东新区三林路375号旁边房间	周二、四下午1:00—4:00
30	上钢社区卫生服务中心	上海市浦东新区昌里路360号后门停车场	周一、周二下午1:30—3:30

续表

序号	社区名称	快检点地址	工作时间
31	杨思社区卫生服务中心	上海市浦东新区杨新东路28号2楼204—7室	周二、四下午14:00—16:00
32	书院社区卫生服务中心	上海市浦东新区书院镇新港新卫路6号3号楼2楼	周二、周四下午1:00—3:30
33	孙桥社区卫生服务中心	上海市浦东新区孙桥横河江路274号2楼206室	周二、四上午8:00—10:00
34	唐镇社区卫生服务中心	上海市浦东新区唐镇创新中路75号东面3楼	周四上午8:00—11:00、周四下午13:00—15:00
35	塘桥社区卫生服务中心	上海市浦东新区浦建路131号行政楼106室	周二上午8:00—10:00、周二下午1:00—3:00
36	万祥社区卫生服务中心	上海市浦东新区石祥镇万和路185号公共卫生科207室	周一、周三上午8:00—9:30
37	王港社区卫生服务中心	上海市浦东新区新雅路196号北2楼爱心小屋	周一、周三上午8:00—11:00
38	潍坊社区卫生服务中心	上海市浦东新区崂山路639号4号楼VCT咨询室	周二、周四下午2:00—4:00
39	新场社区卫生服务中心	上海市浦东新区新场镇牌楼西路58号健康小屋	周二、周四下午1:00—3:00
40	宣桥社区卫生服务中心	上海市浦东新区沪南公路8719号病房3楼1304室	周一、周三上午8:00—10:00
41	洋泾社区卫生服务中心	上海市浦东新区灵山路885号4楼428室	周一、周三上午8:00—11:00
42	迎博社区卫生服务中心	上海市浦东新区新浦路297号门诊1楼	周二、周四下午13:30—15:30
43	张江社区卫生服务中心	上海市浦东新区益江路458号门诊2楼227室	周二、周四下午1:00—3:00
44	周家渡社区卫生服务中心	上海市浦东新区昌里东路231号2楼	周一、周四下午1:30—4:00
45	周浦社区卫生服务中心	上海市浦东新区周浦镇沈梅东路163号防保科2楼	周一、周二上午8:00—11:00
46	祝桥社区卫生服务中心	上海市浦东新区祝桥镇川南奉公路5009号门诊3楼308室	周一、周四下午1:00—3:30

第五节 相关文件及填写要求

上海市浦东新区艾滋病性病防治咨询检测工作相关表格及填写要求见表4-3。

表4-3 上海市浦东新区艾滋病性病防治咨询检测工作相关表格及填写要求一览表

表格名称		上报时间	上交格式	备注
附表4-1	浦东新区医疗机构性病艾滋病防治专业人员培训需求表	3月31日前	电子版	交至区疾控中心分中心邮箱
附表4-2	HIV抗体复检化验单	实时	纸质版	交至区疾控中心收样室
附表4-3	社区HIV咨询检测登记表	每月3日前	电子版	交至区疾控中心分中心邮箱
附表4-4	艾滋病病毒抗体筛查情况统计报表	每月3日前	电子版	1. 社区卫生服务中心交至区疾控中心分中心邮箱；2. 医院和疾控中心直接网上录入
附表4-5	检测咨询个案登记表	实时	电子版	网上录入
附表4-6	性病门诊就诊者干预检测月报表	每月3日前	电子版	交至区疾控中心分中心
附表4-7	HIV抗体初筛阳性信息采集单	实时	纸质版	交至区疾控中心收样室
附表4-8	公安送检登记表	实时	电子版	交至区疾控中心
附表4-9	样品检测委托书	实时	电子版	交至区疾控中心

附件：

附件4-1 浦东新区卫生和计划生育委员会关于开展社区艾滋病咨询及快速检测工作的通知
附件4-2 本市医疗卫生机构开设艾滋病筛查实验室的有关要求
附件4-3 PITC的服务对象
附件4-4 医务人员主动提供艾滋病检测咨询工作流程图
附件4-5 浦东新区规范化性病门诊服务和管理方案
附件4-6 中华人民共和国卫生行业标准：梅毒诊断（WS 273—2018）
附件4-7 中华人民共和国卫生行业标准：艾滋病和艾滋病病毒感染诊断（WS 293—2019）

（肖绍坦、张勇、王涛、汤琰、陈盼盼、瞿镇宇）

附表 4-1 浦东新区医疗机构性病艾滋病防治专业人员培训需求表

性病门诊医生人数：_____

皮肤科医生人数：_____（专职人数：_____　兼职人数：_____）

科室	姓名	性别	上岗证编号	上岗证类型（打"√"）			发证日期	类型
				临床	疫情	检验		

注：1. 类型：在初训、复训、换证、离岗中选择一种进行填写。

2. 此表须于每年 3 月 31 日前以电子版格式交至上海市浦东新区疾病预防控制中心分中心邮箱。

填表单位：　　　　　填表人：　　　　　填表日期：　　　年　　月　　日

20____年初证登记

单位	初证							
	姓名	年龄	性别	学历	职称	科室	上岗证类型（临床/疫情/检验）	

附表 4-2 HIV 抗体复检化验单

（由电脑系统统一导出）

秘密　　　　　　　　　　　　　　　　　　　　　　　　　编号：_____

送检单位				送检日期		
送检标本				送检人群		
姓名		性别		年龄	职业	
现住址				户籍所在地		
国籍		民族		既往病史		

		初筛试验	复检试验	
			第一次	第二次
检测日期				
检测方法				
试剂厂家				
试剂批号				
试剂有效期				
ELISA法（OD值）/快速法	空白			
	阴性对照			
	阳性对照			
	临界值			
	送检标本			
结果				
检测者			审核者	

送检单位（公章）： 电话： 邮编：	初筛医疗机构： 被检者身份证号码： 被检者联系方式：

注：1. 此表全部由送检单位填写。
　　2. 此表须实时以纸质版格式交至上海市浦东新区疾病预防控制中心收样室。

附表 4-3　社区 HIV 咨询检测登记表

编号	日期	姓名/称呼	手机号码	性别	出生日期	年龄	婚姻状况	学历	咨询原因	是否MSM	既往是否接受过HIV抗体检测	既往HIV检测次数	最近一次HIV检测时间	本次是否进行HIV检测	本次HIV检测结果	本次梅毒检测结果	若为HIV初筛阳性，是否抽第二份血样送至区疾控中心	未送第二份血样的原因	区疾控检测结果	备注

注：此表须于每月 3 日前以电子版格式交至上海市浦东新区疾病预防控制中心分中心邮箱。

附表 4-4 艾滋病病毒抗体筛查情况统计报表

填报单位：　　　　　　区县行政区划代码：　　　　填报时间：　　　　年　月　日

样本来源分类	初筛人次数	初筛阳性人次数	确证检测数（含替代策略、核酸检测）	确证阳性数（含替代策略、核酸检测）
术前检测				
受血（血制品）前检测				
性病门诊				
其他就诊者检测				
婚前检查（含涉外婚检）				
孕产期检查				
检测咨询				
阳性者配偶或性伴检测				
女性阳性者子女检测				
职业暴露检测				
娱乐场所人员体检				
有偿供血（浆）人员检测				
无偿献血人员检测				
出入境人员体检				
新兵体检				
妇教所/女劳收教人员检测				
其他羁押人员体检				
专题调查（请注明人群）				
其他：＿＿＿＿＿＿＿				
合计				

注：1. 社区卫生服务中心须将此表于每月 3 日前以电子版格式交至上海市浦东新区疾病预防控制中心分中心邮箱。
　　2. 医院和区疾病预控制中心须将此表于每月 3 日前以电子版格式进行网上录入。

附表 4-5 检测咨询个案登记表

咨询点编码*：□□□□□□□□　个人编码*：□□□□　性别*：□男　□女

出生日期*：_____年___月___日（如出生日期不详，实足年龄___，年龄单位：□岁□月□天）
婚姻状况：□未婚　□已婚有配偶　□离异或丧偶　□不详
文化程度：□文盲　□小学　□初中　□高中或中专　□大专及以上
联系电话：_____

求询者来源*（单选）：
□主动求询　□高危人群外展服务　□转介求询（□医院　□计生机构　□妇幼机构　□其他机构）

主要求询原因*（单选）：
□注射毒品史　　　□配偶/固定性伴阳性史　　□商业异性性行为史　　□非商业非固定异性性行为史
□男男性行为史　　□献血（浆）史　　　　　□输血/血制品史　　　　□母亲阳性史
□职业暴露史　　　□手术史　　　　　　　　□无高危行为史　　　　□配偶/固定性伴有高危行为史
□其他（请注明）_____

既往是否接受过 HIV 抗体检测*：　□是（□HIV 抗体阴性　　　　　□HIV 抗体阳性
　　　　　　　　　　　　　　　　　　　□HIV 抗体筛查阳性反应　□HIV 抗体不确定
　　　　　　　　　　　　　　　　　　　□不知道结果）
　　　　　　　　　　　　　　　　　□否

包括本次，本月 1 日至今，您做过_____次 HIV 抗体筛查检测
包括本次，最近 12 个月内，您在本市疾控中心、社区组织中做过_____次 HIV 抗体筛查检测
其中疾控中心_____次，社区组织_____次
本次是否进行 HIV 抗体筛查检测*：□是　　　　　□否（跳至下一栏）
本次筛查检测结果是：　　　　　　□HIV 抗体待复检　□HIV 抗体阴性
如本次筛查检测结果是"HIV 抗体待复检"：
（1）最近是否出现下列结核病相关症状*（可多选）：
□咳嗽、咳痰持续 2 周以上　　□反复咳出的痰中带血　　　□夜间经常出汗
□无法解释的体重明显下降　　□经常容易疲劳或呼吸短促　□反复发热持续 2 周以上
□淋巴结肿大　　　　　　　　□结核病病人接触史　　　　□无结核病相关症状
（2）填写求询者以下几项信息：
求询者姓名：_____（求询者家长姓名：_____）民族：_____族
身份证号码：□□□□□□□□□□□□□□□□□□
现住地址：____省____市____县____乡（镇、街道）____村____（门牌号）
户籍地址：____省____市____县____乡（镇、街道）____村____（门牌号）
如本次确认检测结果为 HIV 抗体阳性，则疫情卡片编号为：
□□□□□□□□□□□□□□□□□□

本次是否进行梅毒血清抗体检测*：□是，梅毒抗体阴性　□是，梅毒抗体阳性　□否

本次是否提供了检测后咨询：　□是（日期：_____年___月___日）　□否
本次咨询/检测后提供如下哪些转介服务（可多选）*：
□提供 HIV 抗体确认检测机构信息　　　　□提供 CD4+ 淋巴细胞检测的机构信息
□提供抗病毒治疗或相关医疗机构信息　　□提供性病诊断治疗机构的信息
□提供机会性感染治疗及其他艾滋病相关疾病治疗机构的信息
□提供预防母婴传播干预服务的机构信息　□提供心理咨询和帮助机构的信息
□提供结核病诊断治疗机构的信息　　　　□提供社区美沙酮维持治疗门诊信息
□提供清洁针具交换点（中心）的信息　　□提供妇女健康关爱中心信息
□其他（请说明）_____
□未提供转介服务

咨询员：_____　　　填表日期：_____年___月___日

备注：

第四章
艾滋病咨询检测

注：1.*为必填项。
2. 此表须实时以电子版格式进行网上录入。
3. 填表说明。
（1）咨询点编码：前六位为检测咨询点所在县（区）的国家统一行政区划代码，第七位为检测咨询点类别编号，具体如下：
咨询点设在疾病预防控制中心，数码1；
咨询点设在综合医院（包括中医院），数码2；
咨询点设在性病中心或皮防所，数码3；
咨询点设在妇幼保健机构（站），数码4；
咨询点设在计划生育服务（指导）站，数码5；
咨询点设在婚姻登记处或民政部门，数码6；
咨询点设在乡镇卫生院，数码7；
咨询点设在美沙酮门诊，数码8；
咨询点设在其他机构，数码9。
最后两位为该地区该类别检测咨询点的序号，从01开始计数，以后为02、03……
咨询点编号也可按照《全国艾滋病检测咨询点名录》中的咨询点编号填写。
（2）个人编码：由于检测前咨询是匿名服务，因而咨询员可以给求询者一个代码或编号，但这个代码或编号要与HIV筛查检测单的代码或编号保持一致。
（3）性别：在相应的性别前打"√"。
（4）出生日期：出生日期与年龄栏只要选择一栏填写即可，不必既填出生日期，又填年龄。
（5）实足年龄：对出生日期不详的用户填写实足年龄。
（6）年龄单位：对于新生儿和只有月龄的儿童请注意选择年龄单位，默认为岁。
（7）婚姻状况：求询者咨询时的婚姻状况。"未婚"是指迄今没有进行过婚姻登记；"已婚有配偶"是指办理了国家法律婚姻登记手续，并且不处于离异、分居或丧偶状态；未办理国家法律婚姻登记手续，但同居共同生活的情况，视为"已婚有配偶"类别；"不详"是指求询者未能提供目前的婚姻状况或者不能确定其婚姻状况。在表中相应内容前打"√"。
（8）文化程度：在相应的文化程度前打"√"。文化程度是指求询者最高学历或相当学历。文盲：指不识字或识字很少。小学：指小学毕业、肄业和在校学习，也包括没有上过小学，但能阅读通俗书报，能写便条。初中：指初中毕业、肄业和在校学习，及相当于初中程度的学历。高中或中专：指高中或中专毕业、肄业和在校学习，及相当于高中程度的学历。大专及以上：指大专及以上毕业、肄业和在校学习，及相当于大专及以上程度的学历。
（9）联系电话：填写求询者的联系方式。为求询者本人同意提供的个人、家庭、亲戚朋友或单位电话号码。
（10）求询者来源：根据求询者是主动还是通过其他途径和方式前来求询的情况进行填写。
（11）主要求询原因：由咨询员按检测前咨询结果，根据判断与艾滋病传播最相关的高危行为或危险因素填写。
（12）注射毒品史：包括通过静脉或肌肉等注射毒品者，特别是有过共用注射器经历的，不包括口吸、鼻吸等不刺破皮肤、黏膜的吸毒方式。
（13）配偶/固定性伴阳性史：指配偶/固定性伴已被确认为艾滋病病毒抗体阳性。
（14）商业异性性行为史：指与非婚异性性伴（不包括配偶及固定的同居异性）发生商业性性接触的行为。
（15）非商业非固定异性性行为史：指与非婚异性性伴（不包括配偶及固定的同居异性）存在偶然的一过性性接触的行为。
（16）男男性行为史：指有男性间无保护的肛交或口交的行为。
（17）献血（浆）史：指献过血/血浆的求询者。
（18）输血/血制品史：指接受过血或血制品治疗。
（19）母亲阳性史：指母亲已被确认为艾滋病病毒抗体阳性。
（20）职业暴露史：指实验室、医护、预防保健等有关人员，在从事艾滋病防治工作及相关工作的过程中意外被艾滋病病毒（HIV）感染者或艾滋病（AIDS）患者的血液、体液污染了破损的皮肤或非胃肠道黏膜，或被含有艾滋病病毒的血液、体液污染了的针头及其他锐器刺破皮肤，而具有被艾滋病病毒感染的可能性的情况。
（21）手术史：指接受过包括口腔、内窥镜等侵入性操作手术的求询者。
（22）无高危行为史：指无事实可能感染HIV的高危行为，但主观怀疑可能感染，如曾与艾滋病（AIDS）患者共餐、怀疑配偶有高危行为等。
(23) 配偶/固定性伴有高危行为史：此处固定性伴包括同性和异性的固定性伴。
(24) 其他：包括不在上述范围之内的求询原因。
(25) 既往是否接受过 HIV 抗体检测：根据既往实际情况选择。若既往既接受过 HIV 抗体筛查试验检测，又接受过 HIV 抗体确认试验检测，则应按确认试验结果在相应选项前打"√"。
(26) 包括本次，本月 1 日至今，做过 HIV 抗体筛查检测次数：按实际填写，填写本月内在本市疾控中心机构和社区组织中总共做过的 HIV 抗体筛查检测次数。非本市疾控中心机构和社区组织做过的检测不计算在内。
(27) 包括本次，最近 12 个月内在本市疾控中心机构、社区组织中做过 HIV 抗体筛查检测次数：按实际填写，填写包括本月在内的最近 12 个月内，在本市疾控中心机构、社区组织中做过 HIV 抗体筛查检测次数。非本市疾控中心机构和社区组织做过的检测不计算在内。
(28) 本次是否进行 HIV 抗体筛查检测：根据本次实际情况选择。
(29) 本次筛查检测结果是：如果筛查检测结果不能在当日获得，咨询员应尽可能获得求询者的联系电话，并要在检测结果出来后，填写"本次筛查检测结果"。咨询员要注意检测结果报告单上的个人代码（编号）或姓名要与求询者基本信息中的个人代码（编号）保持一致。如果求询者的筛查检测结果是"HIV 抗体待复检"，咨询员应要求求询者提供真实姓名、身份证号码、联系电话、现住地址及户籍地址，并填写到相应空白处。"HIV 抗体待复检"是指按《全国艾滋病检测技术规范》（2020 年修订版）筛查检测结果为阳性反应。咨询员应注意此表中的姓名与检测结果报告单上的姓名要保持一致。
(30) 最近是否出现下列结核病相关症状：询问求询者是否存在相关情况，按实际情况选择。对近期有与肺结核病病人密切接触者，咨询员要重点关注是否出现以上症状。如果病人出现上述一个或多个症状，咨询员应立即转诊病人或病人痰标本到结核病防治机构接受进一步的检查。
(31) 求询者姓名：求询者的名字，应该和身份证或户口簿上的姓名一致。
(32) 求询者家长姓名：14 岁以下的求询者还应填写求询者家长姓名。
(33) 民族：根据身份证或户口簿填写所属民族的名称。
(34) 身份证号码：尽可能填写。请填写 18 位身份证号码。
(35) 现住地址：须详细填写到乡镇（街道）。现住地址的填写，原则上是指求询者求询当时的居住地，不是户籍所在地址。
(36) 户籍地址：指户口所在地地址，须详细填写到乡镇（街道）。按身份证或户籍上的住址填写。
(37) 本次确认检测结果为 HIV 抗体阳性的疫情卡片编号填写：应于疫情上报后 3 日内补填。疫情卡片编号为"艾滋病综合防治数据信息系统"中传染病报告卡中的卡片编号，共 20 位数字。
(38) 本次是否进行梅毒血清抗体检测：梅毒抗体阳性指确认结果阳性。
(39) 本次是否提供了检测后咨询：按照所提供服务的实际情况填写。若选择"是"，应在后面空白处填写检测后咨询服务的日期。
(40) 本次咨询/检测后提供如下哪些转介服务：转介服务是指咨询员向求询者提供转介服务机构的名称、地址、联系人和联系方式。如果转介服务机构的类型不在表中所列之内，请在"其他"一项中填写转介服务机构的具体类型。

附表 4-6 性病门诊就诊者干预检测月报表

性病门诊就诊数	性病门诊初诊病人数	HIV 检测数			干预数		发放宣传资料		安全套		健康教育处方		健康干预服务包	
		初诊病人	有过商业性性行为的女性	有过同性性行为的男性	人数	人次数	人数	份数	人数	个数	人数	份数	人数	份数

注：此表须于每月 3 日前以电子版格式交至上海市浦东新区疾病预防控制中心分中心。

填表单位（盖章）：　　　　填表人：　　　填表日期：　　　年　　月　　日

附表 4-7 HIV 抗体初筛阳性信息采集单

送检单位	上海市浦东新区疾病预防控制中心			
送检日期			送检人群	自愿咨询检测
姓名		性别	年龄（岁）	
身份证号码		职业		
联系方式		既往病史		
国籍		民族		
现住址				
户籍所在地				
采、送样信息	采样量：　　　　mL 采样时间： 采样人员： 运送条件：□室温（18~25 ℃）　□冷藏（2~8 ℃） 　　　　　□冷冻（-20 ℃）　　　□其他			
备注栏	送检科室：VCT 室 邮编：200136 送检单位联系人： 联系方式：021-50342446			

注：1. 此表为无初筛实验室的医疗机构送 HIV 初筛结果为阳性的血样标本时使用，各项内容必须填全，实时以纸质版格式交至上海市浦东区疾病预防控制中心收样室。
2. 现住址及户籍地址须填写详细。
3. 请在备注栏中注明送检科室、送检单位的联系人及联系方式。

附表 4-8 公安送检登记表

受理编号	采样日期	送检单位	电话号码	地址	邮编	姓名	性别	身份证号	本次 HIV 检测结果
1									
2									
3									
4									

注：此表须实时以电子版格式交至上海市浦东新区疾病预防控制中心。

附表4-9 样品检测委托书

委托书号共____页 第____页 受理编号：_____

样品类型：□血液 □血清
采样日期：
送检单位： 电　话：
地　　址： 邮　编：
样品性状： 样品包装：
样品信息：

编号	样品标记/姓名	性别	身份证号
1			
2			
3			
4			
5			

检测项目：HIV抗体（初筛）

检测方法：胶体金快速检测法/胶体硒快速检测法

检测依据：《艾滋病和艾滋病病毒感染诊断标准》（WS 293—2019）

委托备注：

委托方对提供资料、信息和实物的真实性负责。委托方对以上委托书内容予以确认。
　　　　　　　　　　委托经办人：　　　　日期：　　年　月　日

本中心保证检测的公正性，对检测数据负责，并对委托单位所提供的实物和资料保密。
　　　　　　　　　　受理人：　　　　　日期：　　年　月　日

注：此表须实时以电子版格式交至上海市浦东新区疾病预防控制中心。

附件 4-1　浦东新区卫生和计划生育委员会
关于开展社区艾滋病咨询及快速检测工作的通知

浦卫计公卫〔2014〕10 号

区属各社区卫生服务中心：

　　为进一步加强浦东新区艾滋病防治工作，根据《上海市人民政府关于进一步加强本市艾滋病防治工作的通知》（沪府发〔2012〕97 号）精神，加强和规范新区社区艾滋病咨询及快速检测点的设置和运行，现将《浦东新区社区艾滋病咨询及快速检测点设置要求》印发给你们，请认真遵照执行，在年内完成设点工作，试剂、耗材等工作经费从社区公共卫生经费列支。

　　特此通知。

上海市浦东新区卫生和计划生育委员会
2014 年 5 月 19 日

抄送：区疾控中心，医管中心。

浦东新区卫生和计划生育委员会党政办公室	2014 年 5 月 19 日印发

浦东新区社区艾滋病咨询及快速检测点设置要求

根据国家卫生计生委《全国艾滋病检测工作管理规范》、中国疾病预防控制中心《全国艾滋病检测技术规范（2004年版）》及《上海市人民政府关于进一步加强本市艾滋病防治工作的通知》（沪府发〔2012〕97号）的要求，新区各社区卫生服务中心均应具备开展艾滋病咨询服务及快速检测的能力。为加强和规范社区艾滋病咨询及快速检测点的设置和运行，特制定《浦东新区社区艾滋病咨询及快速检测点设置要求》（以下简称《设置要求》）。

一、社区艾滋病咨询及快检点设置要求

（一）咨询点设置要求

（1）工作人员：至少有1名经过艾滋病咨询培训并获得培训证书的咨询员。

（2）咨询室须单独设置，面积不小于10平方米，环境安静，较隐蔽，距离诊室、化验室较近。门口标志避免敏感，但要利于求询者寻找。

（3）室内清洁卫生，通风好，座椅舒适，摆放恰当，至少有1台工作电脑。有求询者时，能够做到一对一咨询，有窗帘或其他遮挡物保护求询者面部不被外人看到。门口有"正在咨询中"的提示牌，以防外界干扰。检测咨询流程图（附1）须上墙，以便求询者了解相应流程。

（4）有加锁的文件柜用于保存资料。备有一定的健康教育材料（健康教育处方、宣传小册子、有关录像带等），备有演示用的安全套、演示用具、操作图及有关安全套销售信息。有专门的咨询登记表（附2），并妥善保管。备有其他性病、妇科病服务的转诊、支持网络信息（联系电话、地址、服务时间和交通等）。

（二）快检点设置要求

（1）工作人员：至少有2名经过艾滋病快检技术培训并获得培训证书的专业人员。

（2）有艾滋病检测区域或专用实验台，能开展简便、快速检测。

（3）配备快速试验所必需的设备物品，包括空调、普通冰箱、离心机、消毒与污物处理设备、一次性消耗品、安全防护用品等，相关物品与试剂要求详见《艾滋病病毒抗体快速检测技术手册》（2011年版）（附3）的要求。

（4）快检点和咨询点可以分开设置，也可以合并设置。若合并设置，面积至少15平方米，通过抽血台的形式将咨询区域和快检区域进行隔离。

二、社区艾滋病咨询及快检点职责与技术要求

1. 咨询点职责与技术要求

（1）开展艾滋病自愿检测咨询工作。遵守自愿和知情同意原则，国家法律、法规另有规定的除外。艾滋病自愿检测咨询须按《艾滋病免费自愿检测咨询管理办法（试行）》执行。社区咨询及快检实施免费政策，相关工作经费从基本公共卫生服务经费中支出。

（2）严格执行保密制度（附4），并公示上墙，不得向任何无关人员或单位提供艾滋病咨询及检测情况。

（3）对接受咨询人员进行后续的咨询、结果反馈和转介服务。

（4）每周固定开诊日期不少于2个半天。定期汇总艾滋病检测资料，每月5日前按统一表格形式通过网络进行艾滋病咨询快检工作情况报告。

2. 检测点职责与技术要求

（1）收到送检样品后应尽快进行快检，20分钟内出结果。

（2）开展艾滋病病毒抗体的快检筛查试验。在规定的职能范围内开展检测工作，遵守国家法律、

法规和有关规范。检测技术及程序，实验室检测工作开展中试剂选择、样本采集及使用注意事项、检测策略流程、实验记录、结果报告与告知、检测质量控制要求均应符合《艾滋病病毒抗体快速检测技术手册（2011年版）》的要求。

（3）艾滋病病毒抗体快检筛查呈阳性反应须采集第二份样品，并将初采的样品和复采样品离心分离，收集咨询者真实信息并填写送样单后送区疾控中心复检，不得出具艾滋病筛查阳性报告，不得擅自保留、处理阳性标本。

三、社区艾滋病咨询及快检点资质评审程序

（1）各社区根据本《设置要求》的技术要求筹建艾滋病咨询及快检点。

（2）区疾病预防控制中心负责社区人员培训，并对筹建中的艾滋病咨询及快检点进行技术指导。

（3）筹建完成后，社区卫生服务中心填写《社区HIV咨询及快检点设置验收申请书》（附5），向区疾病预防控制中心申请验收，由卫生行政部门组织专家组进行评审。

四、社区艾滋病咨询及快检点资质评审时间

每上、下半年分批集中组织专家进行现场论证，并出具评审报告，通过者由卫生行政部门进行资质认定。

五、其他

本《设置要求》自发布日起执行。

本《设置要求》由上海市浦东新区疾病预防控制中心负责解释。

附：1. 检测咨询流程图

2. 社区HIV咨询及检测登记表

3. 艾滋病病毒抗体快速检测技术手册（略）

4. 社区HIV检测咨询保密制度

5. 社区HIV咨询及快检点设置验收申请书

附1：检测咨询流程图

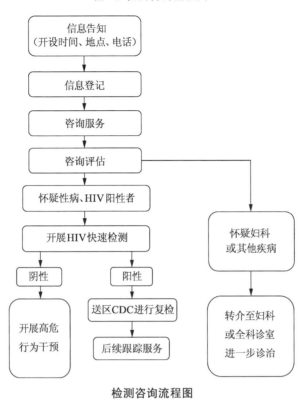

检测咨询流程图

附2：社区HIV咨询及检测登记表

序号	咨询日期	姓名	地址	电话	主诉	检测结果	反馈情况	后续服务

附 4：社区 HIV 检测咨询保密制度

一、HIV 自愿咨询服务坚持保密原则。

二、在咨询室的环境布局、信息登记、咨询过程、转介服务和信息管理等各个服务与管理环节，必须以保护求询者隐私为原则。

三、对求询者提供的信息必须做好保密工作，切实保护求询者的隐私。

四、实行一对一咨询服务，提供转介服务应事先征得求询者的同意。

附 5：社区 HIV 咨询及快检点设置验收申请书

浦东新区疾病预防控制中心：

按照相关要求进行了社区艾滋病咨询及快检点的设置，基本情况如下。

一、地点

（是、否）合并设置

咨询点地址：

快检点地址：

二、人员

咨询人员名单及基本情况

姓 名	性别	年龄	技术职称	从事工作时间	从事艾滋病相关工作时间	接受咨询培训情况	备注

快检人员名单及基本情况

姓 名	性别	年龄	技术职称	从事病毒检验时间	从事血清检验时间	艾滋病抗体检测培训情况	备注

三、仪器、设备、试剂准备情况

普通冰箱、离心机、消毒与污物处理设备名称、试剂名称及数量。

目前社区艾滋病咨询及快检点相关设置工作基本完成，特提出验收申请，请予评审。

申请机构/单位（盖章）：

联系人：

联系电话：

申请日期：　　　年　　月　　日

附件 4-2 本市医疗卫生机构开设艾滋病筛查实验室的有关要求

根据卫生部《全国艾滋病检测工作管理规范》和中国疾病预防控制中心《全国艾滋病检测技术规范（2004 年版）》的要求，经上海市卫生健康委员会授权，本市艾滋病筛查实验室的资质评审工作由市疾病预防控制中心具体负责。为加强和规范本市艾滋病筛查实验室的工作，特制定本市医疗卫生机构开设艾滋病筛查实验室的有关要求。

一、适用机构

本市需要开设艾滋病筛查实验室的各级医疗卫生机构、医学院校和其他有关机构，均按本要求执行。

二、艾滋病筛查实验室资质评审程序

（1）需要设置艾滋病筛查实验室的机构（下文简称申请人）填写"上海市艾滋病筛查实验室资质评审申请表"（附 1），向市疾病预防控制中心提出申请。

（2）市疾病预防控制中心在收到申请表后 15 个工作日内对申请材料进行审核，出具"接受艾滋病筛查实验室申请的书面通知书"（附 2），并通知申请人。

（3）申请人根据本办法的技术要求筹建艾滋病筛查实验室。

（4）市疾病预防控制中心负责申请机构的人员培训，并对筹建中的艾滋病筛查实验室进行技术指导。

（5）筹建完成后，申请人以"艾滋病筛查实验室设置验收申请书"（附 3）书面形式向市疾病预防控制中心申请验收。

三、艾滋病筛查实验室资质评审时间

市疾病预防控制中心分别于每年的四月和十月接受验收申请，每年的五月、六月、十一月和十二月组织专家集中进行现场论证，并出具"艾滋病筛查实验室资质评审报告"（附 4）。

四、艾滋病筛查实验室设置要求

1. 人员条件

至少由 3 名医技人员组成，其中有 1 名具有中级及以上卫生技术职称。负责筛查试验的技术人员须具有 2 年以上从事病毒性疾病血清学检测的工作经验，接受过市级或市级以上 HIV 检测专项技术培训，并获得培训证书。

2. 建筑条件

须有独立的符合 Ⅱ 级生物安全实验室（BSL-2）要求的实验室或独立实验台，分为清洁区、半污染区和污染区。采供血系统的肝炎、梅毒和 HIV 等检测可合用实验室。

3. 仪器设备条件

配备筛查试验所需设备，包括酶标读数仪、洗板机、移液器、普通冰箱、低温冰箱、离心机、温箱或水浴箱、消毒与污物处理设备、安全防护用品和实验室恒温设备。需要开展核酸检测和免疫学检测的实验室，按照《全国艾滋病检测技术规范》和《微生物和生物医学实验室生物安全通用准则》的有关规定执行（附 5）。

五、艾滋病筛查实验室技术要求

艾滋病筛查实验室必须符合《实验室生物安全通用要求》（GB 19489—2004）对 BSL-2 实验室各项生物安全的要求（附 6），以及《全国艾滋病检测工作规范（2004 年版）》规定的实验室质量保证（附 7）和实验室安全防护的要求（附 8）。

六、艾滋病筛查实验室职责与任务

（1）艾滋病筛查实验室必须根据《全国艾滋病检测技术规范（2004年版）》进行艾滋病筛查检测。

（2）艾滋病筛查实验室应将艾滋病筛查呈阳性反应的标本按要求送所在区县的艾滋病筛查中心实验室。

（3）艾滋病筛查实验室应每月5日前按统一表格形式，向所在区县艾滋病筛查中心实验室报告艾滋病抗体检测工作情况。

（4）艾滋病筛查实验室必须严格执行《中华人民共和国传染病防治法》《性病防治管理办法》《上海市性病艾滋病诊断、治疗和报告原则》规定的疫情报告程序。

（5）艾滋病筛查实验室不得出具艾滋病筛查阳性报告，不得擅自保留、处理阳性标本。

（6）艾滋病筛查实验室要严格执行保密制度，不得向任何无关人员或单位提供艾滋病检测情况。

七、本《有关要求》自发布日起执行。

八、本《有关要求》由上海市疾病预防控制中心负责解释。

上海市疾病预防控制中心
二〇〇四年十一月十五日

附：

1. 上海市艾滋病筛查实验室资质评审申请表
2. 接受艾滋病筛查实验室申请的书面通知书
3. 艾滋病筛查实验室设置验收申请书
4. 艾滋病筛查实验室资质评审报告
5. 艾滋病筛查实验室人员、建筑设施和设备、检测试剂要求
6. 艾滋病筛查实验室各项生物安全的要求
7. 艾滋病筛查实验室质量保证
8. 艾滋病筛查实验室安全防护要求

附1：

上海市艾滋病筛查实验室
资质评审申请表

申请单位_____

联 系 人_____

地　　址_____

邮　　编_____

电　　话_____

填表日期_____

上海市疾病预防控制中心
二〇〇四年制

一、实验室人员名单及基本情况

姓名	性别	年龄	技术职称	从事病毒检验时间	从事血清检验时间	HIV 抗体检测培训情况	备注

二、实验室仪器、设备情况

仪器设备名称	品牌	型号	主要用途	购买日期	运转状况	核实者

三、申请理由

四、实验室质量保证措施

五、实验室污物及废弃物处理方法

单位（盖章）　　　　　　　　　　　　　　　　　　　　年　　月　　日

附 2：接受艾滋病筛查实验室申请的书面通知书

_____：

  你机构于　　年　月　　日向我中心提出的艾滋病筛查实验室的申请，已收到。经市艾滋病筛查实验室资质认可专家委员会审核，同意你机构按照艾滋病筛查实验室的设置要求进行设置。我中心将在收到你机构设置验收申请后，安排专家进行现场资质认证。

上海市疾病预防控制中心（盖章）
填写日期：　　　年　　月　　日

附 3：艾滋病筛查实验室设置验收申请书

上海市疾病预防控制中心：

  自　　　年　　月　　日收到你中心《接受艾滋病筛查实验室申请的书面通知书》后，我机构按照艾滋病筛查实验室的设置要求进行了设置。现设置工作基本完成，特提出艾滋病筛查实验室设置验收申请。

申请机构（单位）（盖章）
申请日期：　　　年　　月　　日

附 4：艾滋病筛查实验室资质评审报告

_____机构：

  你机构于　　年　月　　日向我中心提出关于《上海市艾滋病筛查实验室资质评审申请》，我中心于　　年　　月　　日接受你机构的申请，并组织了专家进行现场论证。经市艾滋病筛查实验室资质认可专家委员会审核评审，符合卫生部《全国艾滋病检测工作管理规范》和中国疾病预防控制中心《全国艾滋病检测技术规范（2004 年版）》中关于建立艾滋病筛查实验室的基本条件，可以按照管理和技术规范的要求，根据艾滋病筛查实验室的职责开展工作。

上海市疾病预防控制中心（盖章）
填写日期：　　　年　　月　　日

附 5：艾滋病筛查实验室人员、建筑设施和设备、检测试剂要求

一、人员要求

有至少 3 名医技人员，其中中级及以上卫生技术职称人员至少 1 名（采供血机构的艾滋病抗体检测人员须具有技师以上卫生技术职称）。负责筛查试验的技术人员须具有从事病毒血清学检测技术工作 2 年以上的工作经验，接受过国家或本市市级艾滋病确认实验室举办的艾滋病抗体检测培训，并获得合格证书。

二、设备要求

有独立的实验用房（或至少有专用的检测台），污染区和清洁区要分开。要以酶联免疫法测定考虑所需的检测器材，包括酶标读数仪、洗板机、移液器、普通冰箱、低温冰箱、离心机、消毒与污物处理设施、安全防护用品和恒温设施。艾滋病筛查实验室法定计量仪器均应通过计量检定。

三、检测试剂要求

筛查用的艾滋病抗体检测试剂必须是 HIV-1/2 混合型，经国家药品食品监督管理局注册批准，批检合格，并在有效期内。

附 6：艾滋病筛查实验室各项生物安全的要求

一、BSL-1 实验室的基本要求

1. 无须特殊选址，普通建筑物即可，但应有防止节肢动物和啮齿动物进入的设计。

2. 每个实验室应设洗手池，宜设置在靠近出口处。

3. 在实验室门口处应设挂衣装置，个人便装与实验室工作服分开放置。

4. 实验室的墙壁、天花板和地面应平整、清洁、不渗水、耐化学品和消毒剂的腐蚀。地面应防滑，不得铺设地毯。

5. 实验台面应防水、耐腐蚀、耐热。

6. 实验室内的厨柜和实验台应牢固。厨柜、实验台彼此之间应保持一定距离，以便于清洁。

7. 实验室如有可开启的窗户，应设置纱窗。

8. 实验室内应保证工作照明，避免不必要的反光和强光。

9. 应有适当的消毒设备。

二、BSL-2 实验室的基本要求

1. 满足 BSL-1 实验室的要求。

2. 实验室门应带锁并可自动关闭，应有可视窗。

3. 应有足够的存储空间摆放物品以方便使用。在实验室工作区域外还应当有供长期使用的存储空间。

4. 在实验室内应使用专门的工作服，戴乳胶手套。

5. 在实验室的工作区域外应有存放个人衣物的区域。

6. 在实验室所在的建筑内应配备高压蒸汽灭菌器，并按期检查和验证，以保证符合要求。

7. 应在实验室内配备生物安全柜。

8. 应设洗眼设施，必要时应有应急喷淋装置。

9. 应通风，如使用窗户进行自然通风。若使用窗应有防虫纱窗。

10. 有可靠的电力供应和应急照明。必要时，重要设备如培养箱、生物安全柜、冰箱等应设置备用电源。

11. 实验室出口处应有在黑暗中可明确辨认的标识。

附7：艾滋病筛查实验室质量保证

一、行政支持

行政部门和领导要关心艾滋病实验室的建设和发展，保证实验室负责人和主要技术人员队伍的稳定，保证实验室建筑和设备需要，给予充足的经费支持，并进行经常性监督检查。

二、实验室规范化建设

艾滋病实验室的设置、建筑、设施、设备必须符合《全国艾滋病检测工作规范》的要求。

三、人员培训及其评价

实验室工作人员上岗前必须接受技术培训并获得合格证书，在工作中要定期或不定期接受复训。实验室主管领导应定期对工作人员进行评价，包括工作的准确性、效率、执行安全条例和规章制度情况、职业道德、出勤率以及上岗资格等。

四、标本采集、运送和处理

（一）样品的采集

艾滋病检测最常用的样品是血液，包括血清、血浆和全血。唾液或尿液有时也可作为检测样品。常用的血液样品的采集方法如下。

1. 血清样品采集：用一次性注射器或真空采血管抽取一定量静脉血，室温下自然放置 1~2 h，待血液凝固和血块收缩后用 3 000 r/min 离心 15 min，吸出血清备用。如用滤纸片采样，须将手指或耳垂局部严格按常规方法进行消毒，刺破皮肤后迅速把滤纸片沾上，切勿让血液滴落到其他物体表面造成污染。采血完成后要待血样干燥再包装送检。

2. 抗凝血样品采集：用加有抗凝剂的真空采血管或一次性注射器抽取静脉血，一次性注射器抽取的静脉血须转移至加有抗凝剂的试管，反复轻摇真空采血管或试管，分离血浆和血细胞备用。抗凝剂应根据实验要求适当选用，如测定 $CD4^+/CD8^+$ 可选用 K_3EDTA、肝素或枸橼酸钠，艾滋病病毒分离、核酸定性/定量检测可选用 K_3EDTA 或枸橼酸钠。

（二）采样注意事项

1. 采集样品时原则上应按临床采血技术规范进行操作，试剂盒说明书有特殊要求的除外。

2. 采集样品时应注意安全，直接接触艾滋病病毒感染者或艾滋病患者血液和体液的操作应戴双层手套。

3. 建议采用真空采血管及蝶形针具，避免直接接触血液。

（三）样品的保存

1. 用于抗体检测的血清或血浆样品应存放于 -20 ℃ 以下环境中，短期（1周）内进行检测的样品可存放于 2~8 ℃ 环境中。

2. 用于抗原和核酸检测的血浆和血细胞样品应冻存于 -20 ℃ 以下环境中，进行病毒 RNA 检测的样品如须保存 3 个月以上应存放于 -80 ℃ 环境中。

（四）样品的运送

1. 实验室间传递的样品应为血清或血浆，除特殊情况外一般不运送全血。运送的样品应采用 WHO 提出的三级包装系统。第一级包装系统用于装样品，要求防渗漏，样品置于带盖的试管内，试管上应有明显的标记，用以标明样品的编号或受检者姓名、种类和采集时间，在试管的周围应垫有缓冲吸水材料，以免试管碰碎，随样品应附有送检单，且送检单应与样品分开，不能混放。第二级包装系统要求耐受性好，防渗漏，具有可装入试管的带盖容器，易于消毒处理，可容纳和保护第一级包装系统，并能装若干个第一级包装系统。第三级包装系统是一个运输用外层包装，应易于消毒，最外面有贴标签的地方，标签内容包括样品数量、收发件人姓名等。

2. 样品应在 2~8 ℃环境中由专人运送，用于抗体检测的样品可在 48 h 内室温递送。

3. 每个包装的体积不得超过 50 mL。

4. 运送感染性材料必须有记录。

5. 特殊情况下如须对个别样品进行复测，可以用特快专递形式投寄，但必须按三级包装系统将盛样品的试管包扎好，避免使用玻璃容器，以保证不会破碎和溢漏。

五、检测方法和试剂的选择

应使用可靠的检测方法和敏感度高、特异性好的试剂，并定期进行质量评价。

六、设备维护与校准

设立常用仪器的维护及校准制度，保证常用仪器正常运转。

（一）酶标读数仪、洗板机

每天：核对滤光片波长，检查洗板机管道是否通畅、是否有漏液现象。

每周：清洁仪器表面，保护光学零件不沾灰尘。

每月：检查洗涤时各孔是否与相应的冲洗头对位良好，负压是否符合规定要求。

每年：检查、清洗滤光片，如果出现破裂或霉点要及时更换。根据仪器内具有的校准程序或使用校准板，对滤光片的精密度进行校准并保留记录。

实验过程中发现异常情况，应随时进行处理，可根据使用情况更换必要的部件。

（二）移液器

一年至少标定一次，发现异常情况应随时进行校准。

标定方法包括有色溶液光谱分析法、称量校准法、同位素计数法以及使用配套校准盒等。校准多道移液器时，必须保证每一个加样头都能够连续、准确地加样。移液器的精密度应在厂家说明书规定的范围内。

（三）冰箱和孵育箱

必须每天检查和记录低温、超低温冰箱及孵育箱的温度。

（四）定期检查其他仪器设备

精密仪器及出具实验结果的仪器必须定期校准，其他仪器定期检查并做好记录。

七、文件和文件管理

（一）标准操作程序（SOP）

艾滋病实验室要建立覆盖主要工作内容的 SOP 文件。SOP 文件由各岗位工作人员起草，实验室主任审定，并定期修订。修订应该在实验室主管人员（技术负责人）的领导下进行，每年至少修订一次。所有工作人员要在所从事工作的 SOP 文件上签名，表示已经阅读并掌握了有关内容。

1. 艾滋病实验室应建立以下 SOP。

（1）样品的接收、登记和处理。

（2）检测方法和步骤。

（3）仪器的使用维护和校准。

（4）实验中的质量控制。

（5）结果解释与报告。

（6）保密程序。

（7）检测数据的记录与保存。

（8）追踪和处理。

（9）实验室的清理和消毒。

（10）实验室安全防护。

2. SOP 文件通常包括（但不限于）以下内容。

（1）标题和编号。

（2）编写和修改日期。

（3）编写和修订人员姓名。

（4）方法、目的和应用范围。

（5）相应的职业规范。

（6）检测设备和试剂。

（7）安全防护相关步骤。

（8）结果的解释和报告。

（9）附件，包括相关的附加文件，如标准表格、设备和试剂盒说明书等。

（二）实验原始记录表

应按实验要求，设计实验操作的原始记录表，标明空白对照、阳性对照、阴性对照、外部对照以及待检样品的位置，便于指导实验人员加样。实验所用试剂须注明试剂盒厂家、测定方法、批号、有效期、操作人员和复核人员姓名及检测日期。

（三）样品的登记

收到样品后，收样人员须及时登记有关参数，包括受检者姓名或代号、试管编号、性别、年龄、职业、送检单位、人群类别、检验结果、送检日期、报告日期、备注（必要时记录通信地址）等。

（四）艾滋病阳性样品的保存记录

艾滋病阳性样品的保存记录信息需要有样品的类型、贮存量、贮存温度、贮存起始时间以及样品保管人姓名。

（五）文件存档

实验原始记录表、打印数据、免疫印迹试验的膜反应条带或其照片、检测记录表、样品登记、样品保存记录以及仪器设备维修和校准记录等都应该妥善存档，保存 15 年以上。最好同时使用计算机保存一份各种记录的电子档文件。

附8：艾滋病筛查实验室安全防护要求

一、个人防护及保健

艾滋病实验室所用的个人防护装备均应符合国家有关标准的要求。

（一）防护服

1. 艾滋病实验室应为每个工作人员配备足够的防护服，包括白大衣、隔离衣和一次性工作服。平时应将清洁的防护服置于实验室清洁区内专用存放处。

2. 离开实验室时，应脱去防护服。每次穿过的污染的防护服应及时放入污衣袋中，待消毒后方可洗涤或废弃。

3. 当含有艾滋病病毒的液体（样品或病毒培养液）可能溅到工作人员时，应使用防渗透性的（如塑料）围裙。

4. 当发现防护服已被污染时，应立即更换。

（二）其他防护装备

1. 艾滋病实验室应配备一次性手套、一次性口罩、安全防护眼镜及冲洗眼睛的装置。

2. 艾滋病实验室应配备实验室专用的工作鞋，鞋面覆盖足背，鞋底防滑。

（三）个人保健

1. 高标准的个人保健对于减少感染的危险性很重要。皮肤受损、患病都会增加感染的风险。皮肤的任何伤口和擦伤都应以防水敷料覆盖。

2. 进实验室前要摘除首饰，修剪长的带刺的指甲，以免刺破手套。

3. 进入实验室应穿隔离衣，戴手套。如果接触物传染危险性大，则应戴双层手套和防护眼镜。

4. 离开实验室前必须脱去隔离衣并洗手。

5. 严禁在艾滋病实验室内进食、饮水、吸烟和化妆。

二、实验室管理要求

（一）建立安全制度

1. 实验室的仪器设备、建筑和设施的安全性应通过全国艾滋病实验室审评和技术指导专家组的评审。

2. 根据本《规范》制订本实验室的安全工作制度或安全标准操作程序（S-SOP），该制度或程序应适用于现有的实验条件，并与实验室其他规定相一致。

3. 无论是否发生意外事故，每年都要对安全工作制度或安全标准操作程序进行修订，并对其实施情况进行检查，做好记录。

4. 制定意外事故处理预案，建立意外事故的登记和报告制度。

5. 实验室主任负责组织对突发事件和职业暴露事故进行调查、登记、处理和报告。

（二）人员培训和管理

1. 提供并完成与工作相关的充足有效的技术培训。强化全员安全培训和"普遍性防护原则"安全意识。所有工作人员必须经过艾滋病检测技术和省级以上艾滋病实验室安全培训，包括上岗培训和复训，并接受实验室管理人员的监督。实验室的安全责任人要对工作和环境的安全负责，所有工作人员都有责任保护自己和他人的安全。

2. 相关负责人必须告知新上岗人员实验室工作的潜在危险，对其进行安全教育，直至其有能力后方可单独工作。

3. 实验室主任应了解所有工作人员，在安排工作区域时，要根据人员的工作种类和所涉及的生物材料做出合理安排，并对实验室环境做好安全检查。

4. 新调入人员，外来合作、进修和学习的人员在进入实验室之前必须经过实验室主任的批准。非实验室人员和非实验室物品不得进入实验室。

5. 严格执行实验室工作人员年度采血检测艾滋病抗体和备案制度，工作人员血清应长期保留。实验室工作人员从事工作前必须进行艾滋病抗体和乙肝、丙肝等肝炎病毒标记物的检测，注射乙肝疫苗，每半年至一年进行一次艾滋病抗体检测，并保留血清样品。

（三）对存放试剂和有毒物区域的监控

1. 冷藏柜、冰箱、培养箱和存放生物试剂、化学危险品、放射性物质的容器置于工作人员视线之外的地点时应上锁。

2. 应设有专门储存阳性血清、质控品的低温冰柜和（或）血清库和（或）毒种库，并上锁由专人管理。

（四）建立应付突发事件的措施

在紧急预案中要包括在紧急事件发生时通知实验室主任、设备管理员、实验室工作人员和设备安全员的联系方式。

实验室主任和设备安全员要遵循有关规定，具备报告、调查和处理突发事件以及可能发生的意外职业暴露的能力。

三、实验室的安全操作

1. 在安排工作人员的实验室区域时，要根据其工作的种类和所涉及的生物试剂做出合理安排，并对实验室环境做好安全检查。

2. 进入实验室应穿隔离衣、戴手套，必要时（如对筛查阳性标本进行复测或确认时，或直接对艾滋病毒种进行操作时）戴防护眼镜，以防污染暴露的皮肤和衣物。不用戴手套的手触摸暴露的皮肤、口唇、眼睛、耳朵和头发等。

3. 如接触物传染性危险大，可戴双层（两副）手套以增加保护。操作时若手套破损，应立即丢弃、洗手并戴上新手套。

4. 禁止采用口腔吸液管，必须使用移液器来操作实验室的所有液体。

5. 操作中有标本、检测试剂外溅时应及时消毒。对大量溅出的浓度高的传染物，在清洁之前应先用 10 000 mg/L 次氯酸钠溶液浸泡，然后戴上手套擦净。

6. 工作完毕，要对工作台面消毒。工作台面应当用 1 000 mg/L 次氯酸溶液消毒，消毒后干燥 20 min 以上。

7. 工作完毕，脱去手套后洗手，再脱去工作衣，用肥皂和流动水洗手。

8. 血清及其他体液样本均应严格按要求妥善保存，艾滋病抗体阳性样本应做好标记单独保存。

四、避免利器的使用

1. 尽量避免在实验室使用针头、刀片、玻璃器皿等利器，以防刺伤或划伤。如果必须使用，在处理或清洗时应采取措施防止刺伤或划伤，并对用过的物品进行消毒处理。

2. 尽量使用安全针具采血，如蝶形真空针、自毁性针具等，以降低直接接触血液和刺伤的危险性。

3. 用过的锐器应直接放入耐刺、防渗漏的利器盒，针头应直接放入坚固的容器内，消毒后废弃。禁止将使用后的一次性针头重新套上针头套。禁止用手直接接触使用后的针头、刀片等锐器。

五、样品的采集

所有的血液、血清、未固定的组织和组织液样品,均应视为有潜在传染性,都应以安全的方式进行操作。

1. 应像操作未知传染风险样品一样,小心存放、拿取和使用所有可能有传染性的参考物质。使用过的包裹应进行消毒。

2. 采血时一定要注意安全,谨慎操作采血用一次性注射器,防止刺伤皮肤和造成外界污染。

3. 如用滤纸采样,则手指或耳垂局部消毒应严格按常规进行,刺破皮肤后迅速把滤纸沾上,切勿让血液滴落在其他物体表面造成污染。采血结束后要待血样干燥后再包装送检。

4. 离心机要使用密闭的罐和密封头,以防液体溢出或在超/高速离心时形成气溶胶。

六、带入和带出实验室的物品

1. 所有带入实验室的物品都应进行检查。含有检测样品的包裹应有合适的包装和醒目的标记。包裹打开需要满足以下条件:具有处理感染源设备的实验室,送至生物安全柜或合适的实验室,操作人员在处理感染源方面接受过训练,操作人员穿戴防护衣,具备可消毒的容器。

2. 打开样品容器时要小心,以防内容物溅出。核对样品与送检单,检查样品管有无破损和溢漏。如发现溢漏应立即将尚存留的样品移出,对样品管和盛器消毒,同时要报告有关领导和专家。

3. 检查样品的状况,记录有无严重溶血、微生物污染、血脂过多以及黄疸等情况。如果污染过重或者认为样品不能被接收,应将样品安全废弃并将情况立即通知送样人。

4. 对血液和体液的常规操作要在工作台上进行。样品处理时,若内容物有可能溅出,应在生物安全柜中戴手套操作,同时应戴口罩、防护眼镜,以防皮肤或黏膜污染。

5. 若要将艾滋病样品转到其他实验室,运送样品时应防止对工作人员、患者和环境造成污染。护送样品的人应明确接收地点和接收人,实验室负责人或其指定人员应及时确认样品已送达指定的实验室,被转入安全位置并得到妥善处理。

6. 污染或可能造成污染的材料在带出实验室前应进行消毒。

7. 用于国际空运的样品要按照国际空运协会(IATA)的规则进行包装和标记,并提交相应的资料。

附件 4-3　PITC 的服务对象

1. 具有不明原因的长期发热、慢性腹泻、复发性上呼吸道感染、肺部感染、体重下降以及出现口腔念珠菌、带状疱疹、单纯疱疹、口腔毛状黏膜白斑等艾滋病疑似临床症状者。

2. 发育迟缓或营养不良，且对症治疗不敏感的儿童。

3. 女性 HIV 感染者所生的婴儿。

4. 艾滋病病毒（HIV）感染者/艾滋病（AIDS）患者的配偶或性伴。

5. 有吸毒、多性伴、卖淫嫖娼、男男性行为等高危行为者。

6. 性病患者。

7. 结核病患者。

8. 既往有有偿献血及受血史的就诊者。

9. 孕产妇。

10. 婚前体检者。

11. 术前、住院及有创伤检查的患者。

附件4-4 医务人员主动提供艾滋病检测咨询工作流程图

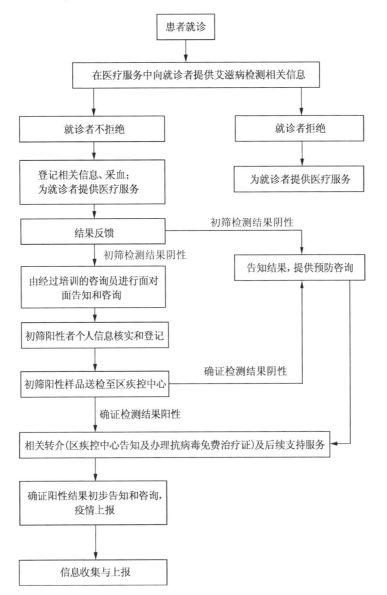

附件 4-5　浦东新区规范化性病门诊服务和管理方案

性病门诊是做好性病艾滋病防治工作的关键环节之一。病例的发现、规范治疗、性伴追踪、健康干预等工作都需要在性病门诊开展。建设示范性性病门诊，规范服务内容，对于做好性病艾滋病防治工作具有十分重要的意义。为做好上海市浦东新区（下文简称浦东新区）示范性性病门诊建设，根据上海市有关要求，结合浦东新区实际情况，本着逐步提高，切实可行原则，制订了如下浦东新区示范性性病门诊工作规范和评估方案。

一、门诊人员与设施基本要求

1. 医务人员的配备

门诊医务人员：至少 4 名，其中高级技术职称人员至少 1 名，中级技术职称人员 2~3 名，包括临床医师、护士、咨询和疫情管理兼职人员等。

实验室检验人员：至少 2 名，其中中级及以上技术职称人员至少 1 名。

2. 医务人员培训上岗

提供性病诊疗服务的医务人员（包括临床医生、护士、检验人员和咨询员）必须接受省级以上相应专业培训（至少每 3 年接受培训 1 次），并取得合格上岗证方可上岗。门诊医生人手一册《性病临床诊疗指南》，实验室检验人员人手一册《性病实验室诊断技术指南》。

3. 有能保护患者隐私的诊疗空间

（1）医师与患者有一对一的诊疗空间，能保护患者的隐私，男医生检查女病人的生殖器时应有女医务人员在场。

（2）有检查室、治疗室、注射室、咨询室、实验室（独立科室或在医院检验科内有固定工作区域）、药房和候诊厅（区）。

（3）为了方便患者，就医、诊断、治疗、检验和咨询服务区应相对集中。

（4）门诊环境卫生、整洁、通风。

4. 各室（区）的布局和基本设备要求

（1）诊室：性病门诊的诊室需要具备以下设备和物资。

① 办公桌椅、共用的血压计、听诊器、体温表。

② 各种化验单、联系卡、健康教育处方、传染病报告卡及相关信息副卡。

③ 演示用安全套和相应的演示图解。

（2）检查室：性病门诊的检查室需要具备以下设备和物资。

① 女检查床、一次性窥阴器、一次性床单、一次性棉拭子、一次性塑料或乳胶手套。

② 石蜡油、3%~5%醋酸溶液、新洁尔灭、2%碘酊、生理盐水。

③ 检查灯、污染桶、消毒桶、紫外灯、排风扇。

（3）咨询室：在性病门诊建立的咨询室应符合以下要求。

① 地点安静，较隐蔽，但应距离诊室、检查室较近。门口的标志既要避免敏感，又要利于求询者寻找。

② 室内清洁卫生，通风好，座椅舒适、摆放恰当，能够做到一对一咨询，有窗帘或其他遮挡物能保护求询者的面部不被外人看到，门口有"正在咨询中"的提示牌，以防外界干扰。

③ 有加锁的文件柜保存资料。

④ 备有一定的健康教育材料（健康教育处方、宣传小册子、有关录像带等），有演示用的安全套、演示用具/操作图及有关安全套销售信息。

⑤ 有专门的咨询登记表、咨询病历，并保管妥善。

⑥ 备有其他性病服务、转诊、社区支持网络信息（联系电话、地址、服务时间和行车路线等）。

（4）实验室：性病实验室应根据开展的检测方法合理布局，包括开展常规化验、细菌培养（含无菌室）、血清生化检验的功能分区（室），以及工作人员活动的清洁区（室）。应有合适亮度的照明，室温保持在20~25 ℃，保持通风，内外环境整洁。

（5）治疗室：应有治疗床、检查灯、CO_2激光或其他用于尖锐湿疣治疗的物理治疗仪、急救箱、氧气袋、污物桶、消毒桶、紫外灯、排风扇。

（6）注射室：应有一次性注射器、消毒剂、急救箱、氧气袋、污物桶、消毒桶、紫外灯、排风扇。

（7）药房：根据卫生部颁布的性病治疗推荐方案，性病门诊的药房须具备以下药物。

① 头孢菌素类：头孢曲松等。

② 氨基糖苷类：大观霉素。

③ 喹诺酮类：氧氟沙星、左氧氟沙星等。

④ 青霉素类：苄星青霉素、普鲁卡因青霉素、青霉素钠等。

⑤ 大环内酯类：阿奇霉素、克拉霉素、红霉素等。

⑥ 四环素类：多西环素、四环素、米诺环素等。

⑦ 抗病毒类：阿昔洛韦、伐昔洛韦或泛昔洛韦等。

⑧ 磺胺类：复方新诺明等。

⑨ 抗滴虫类：甲硝唑、替硝唑等。

⑩ 抗真菌类：氟康唑、伊曲康唑、咪康唑栓剂等。

⑪ 治疗尖锐湿疣的药物：足叶草毒素、咪喹莫特等。

所有药物务必从正规渠道进货，并注意其有效期和存放条件。

（8）候诊厅（区）：应有性病艾滋病宣传栏，宣传材料，导医台（咨询台），候诊椅，性病咨询电话号码，意见箱，投诉电话号码，各种性病检验、治疗和药品的价目表，安全套自动售货（套）机或安全套发放装置。

5. 消毒隔离和污物处理制度

（1）器械消毒应按照"去污染—清洗—消毒灭菌"的程序进行。根据物品的性能选用物理或化学方法进行消毒灭菌。用过的一次性器具用消毒液浸泡或毁形后统一处理，用过的一次性帽子、口罩、床单焚烧处理，物体表面和地面用消毒液擦拖，室内空气用紫外线消毒。

（2）医护人员在临床工作中必须严格遵守消毒灭菌制度和无菌技术操作规程，使用一次性手套、口罩和帽子。在各种操作前，应用皂液流动水冲洗双手。进行各种操作后，应进行手的卫生消毒。

（3）医院应设有消毒供应室，备有《医院感染管理办法》和《消毒技术规范》。

二、临床服务

（1）按照卫生部颁布的诊断标准和处理原则诊断和处理性病，参照卫生部性病治疗推荐方案治疗性病。

（2）有门诊工作制度（包括诊察室、治疗室和注射室工作制度）、性病门诊日志制度、性病患者隐私保密制度。

（3）实行首诊医师负责制，提供规范的诊疗服务，具体要求如下。

① 病史采集完整，体格检查规范。

② 病历书写合格、完善，并有专人妥善保管。

③ 诊断准确。

④ 检验项目选择合理。

⑤ 治疗及时、规范。

（4）性伴通知有如下要求。

① 临床医生有医嘱。

② 病历上有性伴通知记录。

③ 发放性伴通知联系卡。

（5）提供必要的咨询与健康教育服务，发放健康教育处方。

（6）宣传安全套的使用。

（7）提供艾滋病检测前后的咨询服务。

三、实验室检测

1. 组织管理

（1）建立实验室有关工作制度。

（2）实验室有负责人，实验人员分工明确。

（3）实验室人员应定期参加培训。

（4）制定常规实验室标准操作程序（SOP）。

2. 实验室设备要求

根据要求配备性病实验室检测必需的设备。

3. 开展的基本项目

（1）梅毒的检测项目有：梅毒螺旋体暗视野检查、非梅毒螺旋体血清抗体试验（RPR 或 TRUST）、特异性梅毒螺旋体抗体试验（TPHA 或 TPPA）。

（2）淋病的检测项目有：涂片革兰染色镜检和淋球菌培养（包括氧化酶初步鉴定试验）。

（3）生殖道沙眼衣原体感染的检测项目是沙眼衣原体抗原检测。

（4）尿道炎/宫颈炎的检测项目是尿道宫颈分泌物涂片检查白细胞。

（5）HIV 感染的检测项目是血清抗体初筛试验。

（6）阴道滴虫病的检测项目是湿片镜检。

（7）念珠菌病的检测项目是 10% KOH 湿片镜检。

（8）细菌性阴道病的检测项目是线索细胞检查。

4. 质量管理

（1）仪器和设备：实验室所有仪器都必须有使用、校准、保养及维修的记录，有温控的仪器须每天记录温度。

（2）培养基及试剂：培养基和试剂需要满足以下要求。

① 严格按配方及技术要求配制相关培养基及试剂。

② 对配制的培养基及试剂应有质量检验。

③ 购买的试剂盒应为经国家有关部门检验合格的产品（附有关证明）。

④ 所有培养基及试剂的保存都应符合要求。

（3）质量控制：质量控制需要满足以下要求。

① 室内质控：对每项检测项目建立室内质控方法，包括使用阳性对照和阴性对照质控品。

②室间质控：定期参加由相关部门开展的性病艾滋病检测外部质控或实验室能力验证。

5. 结果报告及资料保存

（1）结果记录格式合理。

（2）检测结果报告完整。

（3）更改数据或文字规范。

（4）妥善保存相关资料，保存时间至少 2 年。

四、疫情管理

1. 规章制度健全

（1）有性病疫情登记、报告制度。

（2）有性病疫情漏报调查制度。

（3）有性病疫情管理制度。

2. 有疫情报告卡、登记簿和漏报自查记录表

（1）有"中华人民共和国传染病报告卡"和"相关信息附卡"。

（2）有性病门诊日志。

（3）有性病患者登记簿。

（4）有漏报自查记录表。

3. 疫情管理工作达到要求

（1）性病疫情管理工作有专人负责。

（2）门诊医生认真填写门诊日志，对首次诊断的性病填写"传染病报告卡"，对于 HIV/AIDS 病例填写"相关信息附卡"。

（3）疫情管理人员做好性病患者登记的同时，将"传染病报告卡"和"相关信息附卡"在 24 小时内报出，同时进行网络直报。

（4）每月进行一次疫情漏报自查和报告卡质量分析。

五、健康教育和咨询

1. 健康教育

（1）候诊区有性病艾滋病宣传栏、橱窗、展板（至少每半年更换 1 次）。

（2）门诊有性病艾滋病防治宣传材料、健康教育处方等，并免费发放。

（3）候诊室有导医/咨询台。

（4）诊治病人时，医生应提供至少 5 分钟健康教育和咨询，内容包括：遵医嘱治疗，预防性病艾滋病知识，有关咨询（尤其是 HIV 检测前后必须提供咨询），性伴通知和宣传使用安全套。发现有心理负担较重等需要接受专门咨询者，可转介到咨询室或相应咨询机构。

（5）门诊应安装安全套自动售套（货）机，并保证正常运转，或提供在门诊销售、发放安全套的条件。

（6）做好院内的性病艾滋病宣传活动，配合区疾控中心开展针对大众的宣传活动。

2. 咨询服务

（1）提供面对面咨询服务。

①咨询室有受过咨询专业培训的不同性别的咨询员值班。

②向门诊就诊者做好宣传，动员他们自愿接受咨询。

（2）提供电话等咨询服务。

① 性病门诊应设有性病艾滋病咨询专线电话，并有受过培训的咨询员负责接听。
② 有条件时可开展网上咨询。
③ 结合外展服务开展社区咨询服务。

3. 临床医务人员应具备基本的性病艾滋病健康教育和咨询的技能

（1）性病门诊的临床医生和护士应掌握健康教育、咨询和性病艾滋病的基本知识和应用技巧。

（2）临床医务人员应能够鉴别安全套的质量和具有演示正确使用安全套的技能。

4. 开展艾滋病自愿检测咨询

性病门诊应为就诊者积极开展艾滋病检测咨询服务，如没有实验室检测条件，可以开展咨询、采血与转介服务。

5. 外展服务

医务人员应定期或不定期到高危人群和流动人口聚集地提供包括健康教育、咨询、安全套使用、性病检查治疗和生殖健康服务等在内的外展服务。

附：
1. 浦东新区示范性性病门诊评估方案（试行）
2. 浦东新区性病诊疗机构监督检查表

附1　浦东新区示范性性病门诊评估方案（试行）

一、门诊人员及设施

1. 医务人员的配备

评估内容：

（1）门诊各类医务人员的花名册。

（2）是否达到规定的人员编制要求。

评估方法：提供花名册、上岗证或职业资格证书，现场考察。

2. 医务人员培训上岗

评估内容：

（1）医务人员（医生、护士、检验员和咨询员）是否有近3年的省级专业培训证书。

（2）专业书籍的配备情况。

评估方法：提供培训证书、专业书籍，现场考察。

3. 诊疗空间

评估内容：

（1）医师与患者是否有一对一的诊疗空间。

（2）是否设置了诊察室、检查室、治疗室、注射室、咨询室、化验室（独立科室或在医院检验科内）和候诊厅（区），是否符合要求。

（3）诊断、治疗、化验服务的空间是否相对集中。

评估方法：现场考察。

4. 各诊室的基本设备

评估内容：

（1）诊察室的设备情况。

（2）检查室的设备情况。

（3）治疗室和注射室的设备情况。

（4）药房的性病治疗药品情况。

（5）候诊厅的布置和设备情况。

评估方法：现场考察。

5. 消毒隔离和污物处理

评估内容：

（1）有无消毒隔离制度和污物处理制度。

（2）有无消毒供应室。

（3）洗手设备、各种消毒剂、一次性医疗用品是否符合要求。

评估方法：现场考察。

二、临床服务

1. 门诊工作制度

评估内容：是否有门诊工作制度（诊察室、治疗室及注射室工作制度）并张贴上墙，医务人员对工作制度是否知晓。

评估方法：现场考察和访谈。

2. 诊疗质量

（1）病历检查

评估内容：

① 病历书写质量（包括完整性、格式、医生签名）。

② 化验检查的合理性（是否需要做，有无化验单和结果记录）。

③ 诊断是否准确。

④ 治疗的合理性（包括给药途径、药物剂量、疗程、配伍的合理性）以及当天是否获得治疗。

⑤ 是否有性伴通知的记录。

⑥ 是否有复诊记录。

评估方法：抽查至少3名医生的45份门诊病历。

（2）医生的诊治过程

评估内容：

① 接诊态度。

② 诊疗过程（包括病史采集、体检、诊断、治疗、健康教育和咨询）。

③ 是否告知患者使用安全套和开展性伴通知。

评估方法：现场观察，观察至少2名医生，每名医生至少接诊3例患者。也可采用假扮病人的方式进行考核。

（3）处方检查

评估内容：

① 处方各项目是否填写齐全和符合要求。

② 用药的合理性（包括给药途径、药物剂量、疗程、配伍的合理性）。

③ 是否有每月处方检查记录。

评估方法：抽查至少3名医生的60份门诊处方。

（4）门诊日志登记情况

评估内容：

① 是否有门诊日志登记表保管制度。

② 项目填写是否齐全。

评估方法：抽查3个月的门诊日志登记表。

三、实验室工作

1. 规章制度

评估内容：是否建立如下实验室各项管理制度（其中实验室常规工作制度应上墙）。

① 实验室常规工作制度。

② 检验人员的培训制度。

③ 实验室生物安全制度。

④ 实验室清洁消毒制度。

⑤ 试剂采购和保存制度。

⑥ 实验室质量管理制度。

⑦ 实验室资料管理制度。

评估方法：提供各项管理规章制度，现场考察。

2. 是否建立常规实验室标准操作程序（SOP）

评估内容：

① 仪器使用、维修的 SOP。

② 各项检测方法及结果报告的 SOP。

③ 清洁消毒的 SOP。

④ 室内质控的 SOP。

评估方法：现场考察和访谈，随机抽查相关实验室的负责人或实验人员。

3. 实验室应配备的基本设备

评估内容：实验室是否配备基本设备，包括普通显微镜、暗视野显微镜、普通离心机、低温冰箱（-25 ℃）、普通冰箱、CO_2 培养箱（或烛缸电热恒温培养箱）、电热恒温水浴箱、酶联免疫检测仪、超净工作台、生物安全柜、水平摇床（梅毒 RPR 检测用）、振荡器、紫外灯（挂式和推车式）、高压灭菌器等。

评估方法：现场观察。

4. 实验室检测项目

评估内容：能否按要求提供常见性病的实验室检测服务。

评估方法：现场观察，检查候诊室检测项目价格表以及实验室的检测记录。

5. 质量管理要求

（1）仪器、设备

评估内容：

① 恒温箱和水浴箱是否有每日温度记录。

② 冰箱是否有每日温度记录和定期化冰记录。

③ CO_2 孵箱是否有每日 CO_2 含量测定记录。

④ 显微镜是否有定期保养的记录。

⑤ 其他仪器是否有每次使用、定期保养及校准的记录。

（2）培养基

评估内容：

① 是否有制备培养基的记录（包括培养基名称、配方、数量、配制日期及配制者签名）。

② 无菌试验（抽查 1~2 个平皿 35 ℃ 培养 24 小时后细菌生长的情况）。

③ 是否按要求进行包装、贴标签和保存，培养基是否于 4~8 ℃ 冰箱保存。

（3）染色液

评估内容：

① 配制及使用时间是否符合要求。

② 染色的效果（用已知的革兰阳性或阴性菌做检测）。

（4）氧化酶试剂

评估内容：

① 配制及保存是否符合要求。

② 是否定期更换试剂。

（5）诊断试剂

评估内容：

① 是否有试剂的购入日期、批号、有效期限、购入量记录。
② 试剂是否为经国家有关部门检验合格的产品（附有关证明）。
③ 试剂是否按照说明书存放。

评估方法：现场观察，检查相关记录。

（6）结果报告及保存要求

评估内容：

① 结果记录格式是否合理。
② 检测结果报告是否完整。
③ 更改数据或文字是否规范。
④ 是否妥善保存相关资料（2年以上）。

评估方法：现场观察，检查相关记录以及和工作人员交谈。

（7）质量控制要求

评估内容：

① 实验室操作是否按照SOP进行。
② 血清学检测是否有质控品。
③ 每年是否定期参加性病控制中心和艾滋病预防控制中心参比实验室以及相关机构组织的室间质控或实验室能力验证。

评估方法：

① 现场检查室内质控结果的记录及室间质控结果的反馈报告。
② 现场考核质控标本检测的操作过程及结果情况。
③ 检查考核前一个月保留的标本（暂定梅毒检测血清及涂片）。

四、疫情管理

1. 疫情管理规章制度

评估内容：疫情管理规章制度是否健全。

评估方法：现场检查、记录。

2. 传染病报告卡登记簿规范登记情况

评估内容：门诊的"传染病报告卡""HIV/AIDS相关信息附卡""性病患者登记簿"填写是否完整准确。

评估方法：检查记录。

3. 疫情管理工作专人负责情况

评估内容：是否有专人管理性病疫情。

评估方法：访谈疫情管理人员，了解门诊疫情管理工作。

4. 性病疫情登记、报告

评估内容：

① 是否填写门诊日志、"传染病报告卡"、"HIV/AIDS相关信息附卡"和"性病患者登记簿"。
② 是否进行传染病登记和网络直报。

评估方法：检查记录。

5. 疫情报告卡的质量考核自查

评估内容：

① "传染病报告卡"和"相关信息附卡"（仅限性病监测点地区）的报告及时率（确诊后 24 小时内报出）达到 100%。

② 报告内容的逻辑错误发生率≤5%。

③ 报告内容的完整率≥95%。

④ 单项不详率≤5%。

评估方法：检查门诊自查的情况（每月 1 次），查看记录和小结。

6. 性病疫情的漏报调查

评估内容：性病疫情漏报率≤0.5%。

评估方法：

① 检查门诊自查的情况（每季度 1 次），查看记录和小结。

② 翻阅性病门诊最近 6 个月内的门诊日志、化验室登记等档案，抽取其中 50 例病例（病例数不足 50 例时抽取所有病例）与"性病患者登记簿"或"传染病报告卡"核对，无卡或无登记者均为漏报病例。

五、健康教育和咨询

1. 对大众的健康教育

评估内容：

① 性病艾滋病的宣传栏、橱窗、展板是否定期更换，板面是否整洁美观，内容和文字是否通俗易懂、无错误、无过度恐吓。

② 是否在门诊发放有关性病艾滋病宣传材料和健康教育处方。

评估方法：现场观察，检查宣传栏小样。

③ 是否撰写性病艾滋病防治科普宣传文章，或向大众媒体提供性病艾滋病防治专业信息资料。

评估方法：检查投稿复印件及相应资料和照片。

2. 医生为病人诊治后提供健康教育与咨询的情况

评估内容：诊治结束后医生是否为患者讲解如何预防性病、服从医嘱、性伴通知和安全套使用等内容。

评估方法：现场观察 2~3 名医生处理 4~5 名性病患者的过程，访谈 2~3 名医生和患者。

3. 医生/咨询员的性病艾滋病健康教育知识的掌握情况

评估内容：医生/咨询员是否掌握性病艾滋病健康教育、咨询、安全套使用等基本知识

评估方法：抽取 3~4 名值班医生、护士和所有咨询员参加卷面测试，现场访谈 2~3 名咨询员和医务人员。

4. 医生/咨询员的性病艾滋病的防治基本技能

评估内容：医生/咨询员是否掌握性病艾滋病健康教育、咨询、讲解和演示安全套使用的基本技能。

评估方法：请 2~3 名咨询员和医务人员现场演示操作。

5. 病人满意度

评估内容：患者对医生的服务态度、诊疗过程、咨询服务、等候时间以及收费等的满意情况。

评估方法：访谈 2~3 名患者。

6. 开展艾滋病检测咨询工作

评估内容：有无专门的艾滋病咨询室，保密制度、检测咨询服务是否规范，有关咨询记录是否完

整，相关资料是否有专人妥善保管，工作人员是否接受过艾滋病自愿检测咨询的专业培训。

评估方法：现场观察，查看相关资料，现场访谈2~3名咨询员和求询者，也可采用假扮求询者的方式进行考核。

7. 外展服务

评估内容：有无外展工作计划，每次外展工作有无记录、照片和相关资料等。

评估方法：查阅资料，访谈2~3名外展人员和目标人群。

附2 浦东新区性病诊疗机构监督检查表

被检查单位：　　　　　　　　　　　　地址：
联系人：　　　　　　　　　　　　　　联系电话：

一、机构人员及设施
1. 医务人员的配备是否符合要求？（是，否）有无医务人员花名册？（有，无）
2. 医务人员是否有近3年的省级专业培训证书？（有，无）
3. 是否设置了诊察室、检查室、治疗室、注射室、咨询室及化验室？（是，否）
4. 各诊室基本设备是否符合要求？（是，否）
5. 消毒隔离和污物处理是否符合要求？（是，否）

二、临床服务
1. 是否有门诊工作制度？（是，否）
2. 诊疗质量。病历书写是否符合要求？（是，否）化验检查是否合理？（是，否）诊断是否准确？（是，否）治疗是否合理？（是，否）是否有性伴通知的记录？（是，否）是否有复诊记录？（是，否）是否有门诊日志登记表保管制度？（是，否）项目填写是否齐全？（是，否）

三、实验室工作
1. 是否建立实验室各项管理制度？（是，否）
2. 是否建立常规实验室标准操作程序？（是，否）
3. 实验室的基本设备是否齐全？（是，否）
4. 实验室是否按要求提供常见性病检测项目？（是，否）
5. 质量管理是否符合要求？（是，否）
6. 结果报告及保存是否符合要求？（是，否）
7. 质量控制是否符合要求？（是，否）

四、疫情管理
1. 门诊疫情管理规章制度是否健全？（是，否）
2. 门诊的"传染病报告卡""HIV/AIDS相关信息附卡""性病患者登记簿"填写是否完整、准确？（是，否）
3. 是否有专人管理性病疫情？（是，否）
4. 性病疫情登记、报告是否符合要求？（是，否）
5. 是否进行疫情报告卡的质量考核自查？（是，否）
6. 是否进行性病疫情的漏报调查？（是，否）

五、健康教育和咨询
1. 是否开展对大众的健康教育？（是，否）
2. 医生为病人诊治后是否提供健康教育与咨询？（是，否）
3. 医生/咨询员是否掌握性病艾滋病的健康教育、咨询和安全套使用基本知识？（是，否）
4. 医生/咨询员是否掌握讲解和演示安全套使用的基本技能？（是，否）
5. 病人对医生服务态度、诊疗过程、咨询服务、等候时间以及收费等是否满意？（是，否）
6. 是否开展艾滋病检测咨询工作？（是，否）
7. 是否开展外展服务？（是，否）

被调查人签名：　　　　　　　　　　　调查人签名：
调查日期：　　　年　　月　　日　　　调查日期：　　　年　　月　　日

附件4-6 中华人民共和国卫生行业标准：梅毒诊断（WS 273—2018）

1 范围

本标准规定了梅毒的诊断依据、诊断原则、诊断和鉴别诊断。

本标准适用于全国各级各类医疗卫生机构及其医务人员对梅毒的诊断。

2 术语和定义

下列术语和定义适用于本文件。

2.1 梅毒 syphilis

苍白密螺旋体苍白亚种（treponema pallidumsubp. pallidum）（又名梅毒螺旋体）感染人体所引起的一种系统性、慢性性传播疾病，可引起人体多系统多器官的损害，产生多种临床表现，导致组织破坏、功能失常，甚至危及生命。

2.2 前带现象 prozone phenomenon

在非梅毒螺旋体血清学试验（如RPR试验）中，由于血清抗体水平过高，抗原抗体比例不合适，而出现假阴性或弱阳性结果，将此血清稀释后再做血清学试验，出现阳性结果，称为前带现象。这种现象临床上主要发生在二期梅毒患者。

2.3 梅毒血清固定 syphilis serofast

梅毒患者经过规范的抗梅毒治疗和一定时间的随访（一期梅毒随访1年，二期梅毒随访2年，晚期梅毒随访3年），非梅毒螺旋体血清学试验维持在一定滴度（一般在1∶8或以下，但超过1∶8也不鲜见），排除再感染、神经梅毒、心血管梅毒和生物学假阳性等，即为梅毒血清固定。

3 缩略语

下列缩略语适用于本文件。

CLIA：化学发光免疫试验（chemiluminescence immunoassay）

ELISA：酶联免疫吸附试验（enzyme-linked immunosorbent assay）

FTA-ABS：荧光螺旋体抗体吸收试验（fluorescent treponemal antibody-absorption）

PCR：聚合酶链反应（polymerase chain reaction）

RPR：快速血浆反应素环状卡片试验（rapid plasma reagin）

RT：快速检测试验（rapid test）

TPHA：梅毒螺旋体血凝试验（treponema pallidum hemagglutination assay）

TPPA：梅毒螺旋体颗粒凝集试验（treponema pallidum particle agglutination）

TRUST：甲苯胺红不加热血清试验（toluidine red unheated serum test）

VDRL：性病研究实验室玻片试验（venereal disease research laboratory）

4 诊断依据

4.1 一期梅毒

4.1.1 流行病学史

多数有不安全性行为史，或性伴感染史，或多性伴史。

4.1.2 临床表现

硬下疳：潜伏期2~4周（平均3周），多见于外生殖器等性接触部位。起初表现为小丘疹，逐渐发展为直径约1~2 cm的圆形或椭圆形浅在性溃疡，界限清楚、边缘略隆起，溃疡面清洁；一般为单发；触诊基底质韧，呈软骨样硬度；无明显疼痛或触痛。硬下疳也可不典型，或可因为继发细菌感染，表现为自觉疼痛、多个溃疡、深或大的溃疡、溃疡面有脓性渗出物、触之不硬等。

腹股沟或患部近卫淋巴结肿大：可为单侧或双侧，无痛，相互孤立而不粘连，质硬，不化脓破溃，其表面皮肤无发红、发热表现。

4.1.3　实验室检查

4.1.3.1　暗视野显微镜检查、镀银染色检查或核酸扩增试验

硬下疳损害刮取渗液或淋巴结穿刺液可查见梅毒螺旋体，或核酸扩增试验检测梅毒螺旋体核酸阳性（见附录 A.1、A.2、A.3）。

4.1.3.2　非梅毒螺旋体血清学试验

阳性（见 A.4.2）。如感染不足 6 周，该试验可为阴性，应于感染 6 周后复查。

4.1.3.3　梅毒螺旋体血清学试验

阳性（见 A.4.3）。如感染不足 4 周，该试验亦可为阴性，应于感染 4 周后复查。

4.2　二期梅毒

4.2.1　流行病学史

多数有不安全性行为史，或性伴感染史，或多性伴史；有输血史（供血者为早期梅毒病人）。可有一期梅毒史，病期在 2 年以内。

4.2.2　临床表现

皮损：呈多形性，可模拟各种皮肤病皮损，包括斑疹、斑丘疹、丘疹、丘疹鳞屑疹及脓疱疹等，常泛发对称；掌跖部易见暗红斑及脱屑性斑丘疹；外阴及肛周可见湿丘疹及扁平湿疣；皮损一般无自觉症状，也可有瘙痒；口腔可发生黏膜斑，或可有生殖器部位黏膜斑；可发生虫蚀样脱发。二期复发梅毒，皮损局限，数目较少，形态奇异，常呈环状、弓形或弧形。

全身浅表淋巴结可肿大。

可出现梅毒性骨关节损害、眼损害、神经系统及其他内脏损害等。

4.2.3　实验室检查

4.2.3.1　暗视野显微镜检查、镀银染色检查或核酸扩增试验

二期梅毒皮损如扁平湿疣、湿丘疹及黏膜斑，其刮取渗液可查见梅毒螺旋体，或核酸扩增试验检测梅毒螺旋体核酸阳性（见 A.1、A.2、A.3）。

4.2.3.2　非梅毒螺旋体血清学试验

阳性（见 A.4.2）。

4.2.3.3　梅毒螺旋体血清学试验

阳性（见 A.4.3）。

4.3　三期梅毒

4.3.1　流行病学史

多数有不安全性行为史，或性伴感染史，或多性伴史。可有一期或二期梅毒史。病期 2 年以上。

4.3.2　临床表现

晚期良性梅毒：皮肤黏膜损害表现为头面部及四肢伸侧的结节性梅毒疹，大关节附近的近关节结节，皮肤、口腔、舌咽树胶肿，上腭及鼻中隔黏膜树胶肿可导致上腭及鼻中隔穿孔和马鞍鼻。也可发生骨梅毒及其他内脏梅毒，累及骨骼及关节、呼吸道、消化道、肝脾、泌尿生殖系及内分泌腺等。

眼梅毒：少数可发生虹膜睫状体炎、视网膜炎及间质性角膜炎等，可致失明。

神经梅毒：可发生脑膜神经梅毒（出现头痛、呕吐、颈项强直等）、脑膜血管梅毒（出现闭塞性脑血管综合征表现如偏瘫、失语、癫痫性发作）、脑实质梅毒（出现麻痹性痴呆、脊髓痨等），也可为

无症状性神经梅毒，仅有脑脊液异常发现。

心血管梅毒：可发生单纯性主动脉炎、主动脉瓣闭锁不全、主动脉瘤等。

4.3.3 实验室检查

4.3.3.1 非梅毒螺旋体血清学试验

阳性（见 A.4.2）。

4.3.3.2 梅毒螺旋体血清学试验

阳性（见 A.4.3）。

4.3.3.3 脑脊液检查（主要用于神经梅毒的诊断）

白细胞计数≥$10×10^6$/L，蛋白量>500 mg/L，且无其他引起这些异常的原因。脑脊液 VDRL 试验（或 RPR/TRUST 试验）或 FTA-ABS 试验（或 TPPA/TPHA 试验）阳性（见 A.4.2、A.4.3）。

4.3.3.4 组织病理检查

有三期梅毒的组织病理变化（见 A.5）。

4.4 隐性梅毒（潜伏梅毒）

4.4.1 流行病学史

多数有不安全性行为史，或性伴感染史，或多性伴史。

早期隐性梅毒：在近 2 年内有以下情形：

a）有明确的不安全性行为史，而 2 年前无不安全性行为史；

b）有过符合一期或二期梅毒的临床表现，但当时未得到诊断和治疗者；

c）性伴有明确的早期梅毒感染史。

晚期隐性梅毒：感染时间在 2 年以上。无法判断感染时间者亦视为晚期隐性梅毒。

既往无明确的梅毒诊断或治疗史。

4.4.2 临床表现

无任何梅毒性的临床表现。

4.4.3 实验室检查

4.4.3.1 非梅毒螺旋体血清学试验

阳性（见 A.4.2）。

4.4.3.2 梅毒螺旋体血清学试验

阳性（见 A.4.3）。

4.4.3.3 脑脊液检查

有条件时可进行脑脊液检查以排除无症状神经梅毒。隐性梅毒一般无明显异常。

4.5 胎传梅毒（先天梅毒）

4.5.1 流行病学史

生母为梅毒患者。

4.5.2 临床表现

早期胎传梅毒：2 岁以内发病，类似于获得性二期梅毒。发育不良；皮损常为水疱-大疱、红斑、丘疹、扁平湿疣；口周及肛周形成皲裂，愈后遗留放射状瘢痕；梅毒性鼻炎及喉炎；骨髓炎、骨软骨炎及骨膜炎；可有全身淋巴结肿大、肝脾肿大、贫血等。

晚期胎传梅毒：2 岁以后发病，类似于获得性三期梅毒。出现炎症性损害（间质性角膜炎、神经性耳聋、鼻或腭树胶肿、克勒顿关节等）或标志性损害（前额圆凸、马鞍鼻、佩刀胫、锁胸关节骨质肥厚、赫秦生齿、腔口周围皮肤放射状裂纹等）。

隐性胎传梅毒：即胎传梅毒未经治疗，无临床症状，梅毒血清学试验阳性，脑脊液检查正常，年龄<2岁者为早期隐性胎传梅毒，>2岁者为晚期隐性胎传梅毒。

4.5.3 实验室检查

4.5.3.1 暗视野显微镜检查、镀银染色检查或核酸扩增试验

在早期胎传梅毒儿的皮肤黏膜损害或组织标本中可查到梅毒螺旋体，或核酸扩增试验检测梅毒螺旋体核酸阳性（见A.1、A.2、A.3）。

4.5.3.2 梅毒血清学试验

梅毒血清学试验如下：

——出生时非梅毒螺旋体血清学试验阳性，滴度大于或等于母亲分娩前滴度的4倍，且梅毒螺旋体血清学试验阳性（见A.4.2）；

——梅毒螺旋体IgM抗体检测：阳性（见A.4.3.8）；

——出生时不能诊断胎传梅毒的儿童，任何一次随访过程中非梅毒螺旋体血清学试验由阴转阳，或滴度上升，且梅毒螺旋体血清学试验阳性（见A.4.2）；

——在18月龄前不能诊断胎传梅毒的儿童，18月龄后梅毒螺旋体血清学试验仍阳性（见A.4.3）。

5 诊断原则

应根据流行病学史、临床表现及实验室检查等进行综合分析，作出诊断。

6 诊断

6.1 一期梅毒

6.1.1 疑似病例

应同时符合4.1.1和4.1.2，并符合4.1.3.2或4.1.3.3中的一项。

6.1.2 确诊病例

应同时符合6.1.1和4.1.3.1，或同时符合4.1.1、4.1.2、4.1.3.2和4.1.3.3。

6.2 二期梅毒

6.2.1 疑似病例

应同时符合4.2.1和4.2.2，并符合4.2.3.2或4.2.3.3中的一项。

6.2.2 确诊病例

应同时符合6.2.1和4.2.3.1，或同时符合4.2.1、4.2.2、4.2.3.2和4.2.3.3。

6.3 三期梅毒

6.3.1 疑似病例

应同时符合4.3.1和4.3.2，并符合4.3.3.1或4.3.3.2中的一项。

6.3.2 确诊病例

应同时符合4.3.1、4.3.2和4.3.3.1，并符合4.3.3.2或4.3.3.4中的一项。诊断神经梅毒还应同时符合4.3.3.3。

6.4 隐性梅毒（潜伏梅毒）

6.4.1 疑似病例

应同时符合4.4.1和4.4.2，并符合4.4.3.1或4.4.3.2中的一项。

6.4.2 确诊病例

应同时符合4.4.1、4.4.2、4.4.3.1、4.4.3.2和4.4.3.3。

6.5 胎传梅毒（先天梅毒）

6.5.1 疑似病例

所有未经有效治疗的患梅毒母亲所生的婴儿，证据尚不足以确诊胎传梅毒者。

6.5.2 确诊病例

应同时符合 4.5.1 和 4.5.2，并符合 4.5.3 中的一项。

7 鉴别诊断

7.1 一期梅毒

7.1.1 硬下疳

需与软下疳、生殖器疱疹、性病性淋巴肉芽肿、糜烂性龟头炎、白塞病、固定型药疹、癌肿、皮肤结核等发生在外阴部的红斑、糜烂和溃疡鉴别。

7.1.2 梅毒性腹股沟淋巴结肿大

需与软下疳、性病性淋巴肉芽肿引起的腹股沟淋巴结肿大，以及转移癌肿鉴别。

7.2 二期梅毒

7.2.1 梅毒性斑疹

需与玫瑰糠疹、银屑病、扁平苔藓、手足癣、白癜风、花斑癣、药疹、多形红斑、远心性环状红斑等鉴别。

7.2.2 梅毒性丘疹和扁平湿疣

需与银屑病、体癣、扁平苔藓、毛发红糠疹、尖锐湿疣等鉴别。

7.2.3 梅毒性脓疱疹

需与各种脓疱病、脓疱疮、臁疮、雅司、聚合性痤疮等鉴别。

7.2.4 黏膜梅毒疹

需与传染性单核细胞增多症、地图舌、鹅口疮、扁平苔藓、化脓性扁桃体炎等鉴别。

7.2.5 梅毒性脱发

需与斑秃鉴别。

7.3 三期梅毒

7.3.1 结节性梅毒疹

需与寻常狼疮、结节病、瘤型麻风等鉴别。

7.3.2 树胶肿

需与寻常狼疮、瘤型麻风、硬红斑、结节性红斑、脂膜炎、癌肿等鉴别。

7.3.3 神经梅毒

脑膜神经梅毒需与各种原因引起的脑膜炎鉴别。脑膜血管梅毒需与各种原因引起的脑卒中鉴别。麻痹性痴呆需与各种精神疾患、阿尔茨海默病（老年性痴呆）、慢性酒精中毒和癫痫发作等鉴别。脊髓痨需与埃迪（Adie）综合征、糖尿病性假脊髓痨等鉴别。

7.3.4 心血管梅毒

梅毒性主动脉瘤需与主动脉硬化症鉴别。梅毒性冠状动脉病需与冠状动脉粥样硬化鉴别。梅毒性主动脉瓣闭锁不全需与各种原因引起的主动脉瓣闭锁不全鉴别。

7.4 潜伏梅毒（隐性梅毒）

无明显临床表现，但梅毒血清学试验阳性，需要与梅毒治疗后的血清固定现象进行鉴别。

附录A
（规范性附录）
梅毒的实验室检查

A.1 梅毒螺旋体暗视野显微镜检查

A.1.1 原理

暗视野显微镜检查是采用一个特殊的聚光器，分为干系和湿系两种，其中央均为黑漆所遮蔽，仅在圆周边留有光线斜角处，光线只可从其圆周边缘斜角射到载玻片上。梅毒螺旋体检查一般采用湿系聚光器。倘若斜射光线遇到载玻片上的物体，如螺旋体等，物体会发光显现。

A.1.2 材料

暗视野显微镜、钝刀（刮勺）、载玻片、注射器、注射针头、无菌等渗盐水。

A.1.3 取材

A.1.3.1 皮肤黏膜损害取材：首先在载玻片（厚度为1.0~1.2 mm）上滴加50~100 μL盐水备用。然后用棉拭子取无菌盐水轻轻擦去皮损上的污物。如皮损上有痂皮，可用钝刀小心除去。再用钝刀轻轻地刮数次（避免出血），取组织渗液与载玻片上的盐水混匀，加盖玻片置暗视野显微镜下检查。

A.1.3.2 淋巴结取材：消毒淋巴结表面皮肤，用无菌干棉球擦干。用1 mL无菌注射器配12号针头，吸取无菌等渗盐水0.25~0.5 mL，以无菌操作穿刺淋巴结并注入盐水，再吸入注射器内，反复2~3次后，取少量淋巴液于载玻片上，加盖玻片，置暗视野显微镜下检查。

A.1.4 方法

A.1.4.1 在暗视野聚光器（此法用湿系暗视野聚光器）上加一滴甘油缓冲液〔甘油和0.1 mol/L磷酸缓冲液（PBS），pH 7.0，按7:3配制〕。

A.1.4.2 载玻片置载物台上，上升聚光器使甘油缓冲液接触载玻片，先用10倍物镜，使物像清晰，再用40倍物镜观察，寻找有特征形态和运动方式的梅毒螺旋体。

A.1.5 结果及解释

A.1.5.1 暗视野显微镜下，典型的梅毒螺旋体呈白色发光，其螺旋较密而均匀，平均8~14个。运动规律，运动性较强，观察其运动形式有助于与其他螺旋体相鉴别。见到梅毒螺旋体，结合典型临床表现，有确诊梅毒的价值。其运动方式包括如下：

a）旋转式，围绕其长轴旋转；
b）蛇行式，全身弯曲如蛇行；
c）伸缩其螺旋间距离而移动。

A.1.5.2 未检出螺旋体不能排除梅毒的诊断，阴性结果可能说明：

a）螺旋体数量不足（单次暗视野显微镜检查其敏感度低于50%）；
b）患者已接受抗生素或杀灭梅毒螺旋体的药物治疗；
c）损害接近自然消退。

A.2 梅毒螺旋体镀银染色检查

A.2.1 原理

梅毒螺旋体具有亲银性，可被银溶液染成棕黑色，在普通显微镜下可观察到梅毒螺旋体。

A.2.2 材料

普通光学显微镜、钝刀（刮勺）、加拿大树胶、罗吉氏固定液、鞣酸媒染剂、Fontana 银溶液、无水乙醇。

A.2.3 取材

同 A.1.3。

A.2.4 方法

A.2.4.1 涂片干燥：将标本于干净载玻片涂成薄片，于空气中自然干燥（不可用火干燥固定）。

A.2.4.2 固定：用罗吉氏固定液将涂片固定 2~3 min。

A.2.4.3 洗涤：用无水乙醇洗涤玻片上的油污。

A.2.4.4 媒染：加鞣酸媒染剂 2~3 滴于涂片上，略加热产生蒸汽，染 30 s。

A.2.4.5 银染：水洗，加 Fontana 银溶液于涂片上，略加热产生蒸汽，染 30 s。

A.2.4.6 镜检：水洗，待干，加盖玻片后，以加拿大树胶封固（封固的目的是防止用镜油时，使标本脱色，同时有利于长期保存），用油镜检查。

A.2.5 结果及解释

A.2.5.1 显微镜下观察：梅毒螺旋体染成棕褐色。

A.2.5.2 临床意义的解释同暗视野显微镜检查法。标本阳性时，若有典型的皮肤黏膜损害者可确诊。如标本阴性时，不能完全排除梅毒，必要时应复查。应注意与腐生螺旋体鉴别。

A.3 梅毒螺旋体核酸扩增试验

A.3.1 原理

采用聚合酶链反应（PCR）法。通过特异引物和特定条件下的热循环反应，对皮损部位组织液、淋巴穿刺液及脑脊液等样品中的梅毒螺旋体进行核酸检测，在早期梅毒、神经梅毒和先天梅毒等诊断中具有一定的价值。

A.3.2 材料

A.3.2.1 PCR 引物：梅毒螺旋体核酸扩增检测一般使用 bmp、tpp47、polA 等基因序列的引物。

A.3.2.2 主要试剂：包括核酸提取纯化、PCR 所需的试剂。

A.3.3 取材

同 A.1.3。

A.3.4 方法

A.3.4.1 核酸提取：可使用硅胶柱离心、磁性硅胶颗粒分离等方法，商品化试剂盒则按说明书操作进行核酸提取。

A.3.4.2 PCR 扩增反应：PCR 扩增反应体系包括四种脱氧核苷酸、PCR 缓冲液、Taq DNA 聚合酶、引物（套式 PCR 包括内引物和外引物），根据不同检测目的使用相应的程序进行扩增。

A.3.4.3 扩增产物分析：目前常用荧光定量分析方法。

A.3.5 结果及解释

A.3.5.1 每一次检测需同时做阳性对照，阴性对照，只有阳性对照扩增出预期的片段、阴性对照没有扩增出任何片段视为实验成立，可作出核酸检测阳性或阴性结果的判定。

A.3.5.2 临床意义同暗视野显微镜检查，但 PCR 检查的敏感性高于暗视野显微镜检查。

A.4 梅毒血清学检查

A.4.1 意义和分类

当人体感染梅毒螺旋体后 4~10 周，血清中可产生一定数量的抗类脂质抗原的非特异性抗体（反应素）和抗梅毒螺旋体抗原的特异性抗体。这些抗体均可用免疫学方法进行检测。血清学检查是辅助诊断梅毒的重要手段。

根据检测所用抗原不同，梅毒血清学试验分为两大类：一类为非梅毒螺旋体血清学试验（又称梅毒非特异性抗体试验），主要包括 VDRL、RPR、TRUST 等；另一类为梅毒螺旋体血清学试验（又称梅毒特异性抗体试验），包括 TPPA、FTA-ABS、ELISA、CLIA、RT 等。临床上可根据实验室条件选择任何一类血清学检测方法作为筛查（初筛）试验，但初筛阳性结果需经另一类梅毒血清学检测方法复检确证，才能够为临床诊断或疫情报告提供依据。有条件时亦可同时做这两类试验。

A.4.2 非梅毒螺旋体血清学试验

A.4.2.1 原理

梅毒螺旋体一旦感染人体，人体迅速对被损害的宿主细胞以及梅毒螺旋体细胞表面所释放的类脂物质作出免疫应答，在 3~4 周产生抗类脂抗原的抗体（亦称为反应素）。这些抗体主要是 IgG 和 IgM 型混合抗体。非梅毒螺旋体试验是使用心磷脂、卵磷脂及胆固醇作为抗原的絮状凝集试验。反应素与心磷脂发生抗原抗体反应，卵磷脂可加强心磷脂的抗原性，胆固醇可增强抗原的敏感性。心磷脂、卵磷脂遇水形成胶体溶液，胆固醇遇水形成结晶。当抗原与抗体（反应素）混合发生反应时，后者即黏附胶体微粒的周围，形成疏水性薄膜。由于摇动、碰撞，颗粒与颗粒互相黏附而形成肉眼可见的颗粒凝集和沉淀，即为阳性反应。如遇到非梅毒血清，因体液中的白蛋白多于球蛋白，而白蛋白对胶体颗粒有保护作用，形成亲水性薄膜，即使同样摇动、碰撞，由于抗原颗粒周围没有黏附免疫球蛋白的作用，不能形成较大颗粒，无肉眼可见的凝集和沉淀，因此为阴性反应。VDRL、RPR 和 TRUST 等试验均为此类试验，它们所采用的抗原成分相同，敏感性和特异性基本相似。

A.4.2.2 VDRL 玻片试验

A.4.2.2.1 材料

具体材料如下：

a) VDRL 试剂盒：含 VDRL 抗原（0.5 mL）；VDRL 缓冲液，pH（6.0±0.1），其配方为中性福尔马林 0.5 mL，Na_2HPO_4 0.037 g，KH_2PO_4 0.17 g，NaCl 10.0 g，蒸馏水 1 000 mL；标准针头 [（60±1）滴/mL]，直径 14 mm 漆圈玻片；VDRL 试验结果图片；

b) 其他：0.85% NaCl 溶液（等渗盐水）；可调水平旋转器。

A.4.2.2.2 VDRL 抗原配制方法

具体方法如下：

a) 吸取 0.3 mL VDRL 缓冲液置 30 mL 小瓶；

b) 吸取 0.3 mL VDRL 抗原迅速滴入小瓶内 VDRL 缓冲液中（约 4 s），随后摇动 10 s，使之混匀；

c) 立即加 2.4 mL VDRL 缓冲液，盖上瓶盖，来回颠倒摇动小瓶 10 s（约 30 次），即为 VDRL 抗原，此抗原只能用 1 d。

A.4.2.2.3 定性试验

具体步骤如下：

a) 血清标本需 56 ℃灭活 30 min 备用；

b) 吸取 0.05 mL 血清加入玻片圈内，将血清涂开至整个圈内；

c）用标准针头加入 1 滴抗原；

d）将玻片置旋转器上摇动 4 min，（180±5）次/min，立即置 10×10 倍显微镜下观察。

A.4.2.2.4 定量试验

经 VDRL 定性试验为阳性、弱阳性，或为可疑反应或阴性但临床怀疑为梅毒者，需做定量试验，前者需明确抗体滴度，后者为排除"前带现象"，具体步骤如下：

a）在反应板 1~8 孔各加等渗盐水 0.05 mL；

b）吸取 0.05 mL 血清标本（血清已灭活）置第 1 孔与等渗盐水混匀，吸取 0.05 mL 稀释液至第 2 孔混匀，再吸取 0.05 mL 至第 3 孔，如此连续稀释至第 8 孔，弃 0.05 mL 稀释液。稀释度为原倍、1：2、1：4、1：8、1：16、1：32、1：64、1：128，必要时可稀释至更高倍数；

c）每个稀释度加入抗原 1 滴；

d）旋转速度和时间同定性试验。

A.4.2.2.5 结果判读及报告

3+~4+：大或中等大小的絮状物，液体清亮；

2+：小到中等大小的絮状物，液体较清亮；

1+：小的絮状物，均匀分布，液体混浊；

-：仅见抗原颗粒集于中央一点或均匀分散。

结果报告：出现 1+~4+ 强度的凝集反应报告阳性，- 为产生凝集反应报告阴性。

A.4.2.3 RPR 环状卡片试验

A.4.2.3.1 原理

RPR 试验是 VDRL 试验的一种改良方法。该法是在抗原中加入活性炭颗粒作为指示物，加入了氯化胆碱，因此血清不需灭活。特制的白色纸卡替代了玻片。试验结果易于判断，肉眼即可观察。也可用血浆进行检测，试验结果可保存。抗原放 4 ℃ 冰箱可保存 1 年。

A.4.2.3.2 材料

材料如下：

a）RPR 试剂盒：含 RPR 抗原，直径为 18 mm 圆圈的特制白色反应卡片，标准针头［（60±1）滴/mL］，RPR 试验结果图片；

b）其他：可调水平旋转器。

A.4.2.3.3 定性试验

具体步骤如下：

a）吸取 0.05 mL 血清或血浆加于卡片圈内，并均匀地涂布在整个圈内（每张纸卡有 10 个或 12 个反应圈）；

b）将抗原轻轻摇匀，用标准针头吸取抗原，每个标本加 1 滴抗原；

c）将卡片置于水平旋转器旋转 8 min，（100±5）r/min；

d）立即在明亮光线下观察结果。

A.4.2.3.4 结果判读及报告

参见 A.4.2.2.5。

A.4.2.3.5 定量试验

RPR 定量试验的指征与 VDRL 试验相同。其具体步骤如下：

a）在圈内加入 0.05 mL 等渗盐水（一般做 6~8 个稀释度），勿将盐水涂开；

b) 吸取 0.05 mL 血清或血浆做系列稀释（1∶2~1∶64），当稀释到最后的第 6 孔时，弃去 0.05 mL 稀释液。从第 6 孔起将血清稀释液涂布整个圈内，再涂布第 5 孔，依次向前到第 1 孔。

c) 滴加抗原，旋转时间、速度和观察结果同定性试验；

A.4.2.4 TRUST 试验

A.4.2.4.1 原理

TRUST 试验原理与 RPR 试验原理相同。TRUST 试验的抗原中加入甲苯胺红颗粒代替活性炭颗粒作为指示物，使阳性结果出现红色絮状现象，阴性结果见红色颗粒集于中央或均匀分散。

A.4.2.4.2 方法

TRUST 试验方法及结果判读均与 RPR 试验相同。

A.4.2.5 注意事项

A.4.2.5.1 实验环境温度应为 23~29 ℃，抗原应保存于 4 ℃ 冰箱，试验前应恢复到室温。抗原应防止冻结，以免抗原被破坏。

A.4.2.5.2 校准针头，VDRL、RPR 和 TRUST 等抗原为（60±1）滴/mL。

A.4.2.5.3 血液标本应防止污染，放置室温应在 24 h 内完成。如血清 56 ℃ 灭活或放 4 ℃ 保存，在试验前应恢复适宜温度后再开始试验。

A.4.2.5.4 试验完毕应立即观察结果。

A.4.2.6 临床意义

A.4.2.6.1 非梅毒螺旋体血清学试验方法简便、快速，敏感度和特异度较高。对一期梅毒的敏感度为 74%~87%，二期梅毒达 100%，三期梅毒 34%~94%。特异度 96%~99%。

A.4.2.6.2 非梅毒螺旋体血清学试验适用于各期梅毒的诊断。早期梅毒经治疗后血清滴度可下降或转阴，故可用于疗效观察、判愈、判定复发或再感染。也适用于人群的筛查、产前检查及健康体检等。

A.4.2.6.3 非梅毒螺旋体血清学试验可出现"前带现象"，应在临床上注意识别。

A.4.2.6.4 VDRL 试验适用于神经梅毒的脑脊液检查，特异度高，但敏感度低。

A.4.2.6.5 非梅毒螺旋体血清学试验可在某些传染病及胶原性疾病时出现假阳性反应，因此对阳性反应结合临床进行鉴别，或做梅毒螺旋体血清学试验以进一步证实。

A.4.3 梅毒螺旋体血清学试验

A.4.3.1 基本原理

梅毒螺旋体血清学试验的基本原理：采用梅毒螺旋体提取物或其重组蛋白作为抗原，为特异性抗原，检测血清中抗梅毒螺旋体 IgG 或 IgM 抗体，其敏感度和特异度均较高。因 TPHA 的基本原理和方法与 TPPA 相似，且目前临床较少应用，故不赘述。

A.4.3.2 梅毒螺旋体颗粒凝集试验（TPPA）

A.4.3.2.1 原理

TPPA 试验用梅毒螺旋体提取物致敏明胶颗粒，此致敏颗粒与人血清中的抗梅毒螺旋体抗体结合，产生可见的凝集反应。明胶颗粒为玫瑰红色，便于肉眼观察结果。

A.4.3.2.2 材料

具体材料如下：

a) TPPA 试剂盒：含蒸馏水（标记为 A），用于溶解致敏颗粒、未致敏颗粒和质控血清；标本稀释液（标记为 B），用于稀释血清标本；致敏颗粒（标记为 C），冷冻干燥品，用前 30 min 按规定量加

A 液溶解并混匀；未致敏颗粒（标记为 D），冷冻干燥品，用前 30 min 按规定量加 A 液溶解并混匀；质控血清（标记为 E），冷冻干燥品，用时按规定量加入 A 液；

b) 其他：U 型微量反应板、移液器、保湿盒、微量板振荡器。

A.4.3.2.3 方法

试验前试剂应恢复到 15~30 ℃，具体方法如下：

a) B 液加至微量反应板孔内，第 1 孔 25 μL，第 2 孔 100 μL，第 3、4 孔各 25 μL；

b) 取血清 25 μL 加至第 1 孔，混匀后取 25 μL 至第 2 孔，混匀后取 25 μL 至第 3 孔，混匀后取 25 μL 至第 4 孔，混匀后弃去 25 μL；

c) 第 3 孔加 D 液（未致敏颗粒）25 μL，第 4 孔加 C 液（致敏颗粒）25 μL；

d) 将反应板置振荡器振荡 30 s；

e) 置有盖湿盒，15~25 ℃ 避光孵育 2 h 后，或放 4 ℃ 冰箱过夜观察结果。

A.4.3.2.4 结果

4＋阳性：颗粒光滑覆盖整个孔底，有时边缘有折叠；

3＋阳性：颗粒光滑覆盖大部分孔底；

2＋阳性：颗粒光滑集聚覆盖孔底，周围有一颗粒环；

1＋阳性：颗粒光滑集聚覆盖孔底，周围有一明显颗粒环；

±可疑：颗粒沉集孔底，中央形成一小点；

－阴性：颗粒紧密沉积于孔底中央。

A.4.3.2.5 报告方法

阳性报告：定性试验，血清在 1∶80 以上稀释度与致敏颗粒发生凝集反应（1＋或更强），与未致敏颗粒（第 3 孔）不发生凝集反应。

阴性报告：血清与致敏颗粒和未致敏颗粒均不发生凝集反应。

A.4.3.2.6 注意事项

a) 微量反应板要清洁干净，孔内无异物；

b) 加入血清后，使用微量板振荡器振荡反应板，而不可使用水平旋转仪；

c) 试剂盒不可置于 0 ℃ 以下，防止冻结，不同批号试剂不可混合使用；

d) 如未致敏颗粒出现凝集反应，应将血清进行吸收处理后再进行试验，或改用其他试验方法。

A.4.3.2.7 血清吸收处理

具体步骤如下：

a) 取 0.95 mL 已恢复体积的未致敏颗粒加入清洁的小试管内；

b) 试管内加入 50 μL 血清标本并充分混匀，置 15~25 ℃ 20 min 或更长时间；

c) 2 000 r/min 离心 5 min，取 25 μL 上清液（血清标本稀释 1∶20）置第 3 孔，注意不要混入颗粒；

d) 自第 4 孔~第 10 孔各加 25 μL B 液；

e) 自第 3 孔吸 25 μL 至第 4 孔，混匀后吸 25 μL 至第 5 孔，如此稀释至第 10 孔，弃去 25 μL；

f) 按定量试验法加入 D 液和 C 液，将反应板置微量板振荡器上振荡 30 s，置湿盒内，15~25 ℃ 孵育 2 h 观察结果。

A.4.3.3 荧光螺旋体抗体吸收试验（FTA-ABS）

A.4.3.3.1 原理

FTA-ABS 试验以完整形态的梅毒螺旋体 Nichol 株作为抗原，加上经吸收剂（用梅毒螺旋体 Reiter 株制备而成）处理过的患者血清形成抗原抗体复合物，再加异硫氰酸荧光素标记的抗人免疫球蛋白，与血清梅毒螺旋体抗体结合。在荧光显微镜下，螺旋体显示苹果绿色的荧光，即为阳性反应。

A.4.3.3.2 材料

具体材料如下：

a）梅毒螺旋体抗原玻片，有直径 0.5 cm 涂布梅毒螺旋体的圆圈，在高倍镜下每视野不少于 30 条螺旋体，丙酮固定；

b）吸收剂（5 mL 冷冻干燥品），由体外培养的 Reiter 株螺旋体制备而成，使用前用无菌蒸馏水恢复原体积；

c）荧光抗体，用荧光素标记羊或鼠抗人免疫球蛋白；

d）血清稀释板。

A.4.3.3.3 方法

具体方法如下：

a）将血清标本于 56 ℃灭活 30 min，备用；

b）吸收剂加入 5 mL 无菌蒸馏水，用作血清的稀释；

c）血清标本和吸收剂按 1∶5～1∶20 稀释，混匀后置有盖湿盒内于 35~37 ℃孵育 30 min；

d）将系列稀释的血清分别加到抗原片上（每孔不少于 30 μL），放入有盖湿盒内，置 35~37 ℃孵育 30 min；

e）用 0.01 mol/L 的 PBS 冲洗抗原片，用磁力搅拌器低速以 0.01 mol/L PBS 溶液洗涤抗原片，每 5 min 更换 PBS 液 1 次，共 3 次，最后一次用蒸馏水冲洗一遍，冷风吹干备用；

f）抗原片每个圈内加 30 μL 荧光抗体（荧光抗体稀释为工作液），放湿盒 35~37 ℃孵育 30 min；重复步骤 e 的洗涤和吹干；

g）抗原片加固封剂（甘油缓冲液）1 滴，覆以盖玻片，在荧光显微镜下观察；

h）试验对照。每批次试验包括下列对照：

——4 + 阳性血清和 1 + 阳性血清对照，血清用 PBS 液和吸收剂分别按 1∶5～1∶20 稀释；

——非特异血清对照；

——染色对照。用 0.01 mol/L PBS 和吸收剂分别替代荧光抗体。

A.4.3.3.4 结果判读与报告

与不同阳性强度的对照血清相比，荧光显微镜下梅毒螺旋体的荧光强度等于或强于 1 + 对照血清，判断和报告为阳性结果；无荧光判断为阴性结果；有微弱荧光但弱于 1 + 对照血清判断为临界反应，需重复试验或用其他梅毒螺旋体血清学试验证实。

A.4.3.4 梅毒螺旋体酶联免疫吸附试验（ELISA）

A.4.3.4.1 原理

该试验是用经纯化及超声裂解处理的梅毒螺旋体，或经纯化的梅毒螺旋体重组蛋白作为抗原包被固相板条，加上患者血清和辣根过氧化酶标记的抗人 IgG 抗体，利用酶免疫法检测患者血清中的抗梅毒螺旋体特异性抗体。

A.4.3.4.2 材料

具体材料如下：

a) ELISA 试剂盒：含包被梅毒螺旋体抗原的反应板（96孔），标本稀释液，洗涤液，使用前按说明书要求稀释，酶结合物，底物液（A液和B液），反应终止液，阳性对照血清，阴性对照血清；

b) 其他：酶标检测仪，洗板机等。

A.4.3.4.3 方法

具体方法如下：

a) 取标本稀释液 100 μL 加到反应板孔内，再加入待检血清 10 μL，同时作阳性和阴性对照，置 37 ℃孵育 30 min；

b) 洗涤液洗板 5 次，拍干；

c) 每孔加酶结合物 100 μL，置 37 ℃孵育 15 min；

d) 洗涤液洗板 5 次，拍干；

e) 每孔加底物液 A 液、B 液各 1 滴（各 50 μL），37 ℃避光孵育 15 min；

f) 每孔加终止液 1 滴（50 μL）终止反应；

g) 置酶标检测仪 450 nm 波长测定光密度（OD 值）。

A.4.3.4.4 结果判定

阈值（cut off）= 0.10 + 阴性对照平均 OD 值（阴性对照 OD 值<0.05 时按 0.05 计算）。

标本 OD 值<阈值时，结果为阴性。

标本 OD 值≥阈值时，结果为阳性（或按各诊断试剂要求判定结果）。

A.4.3.4.5 注意事项

a) 试剂盒置 4~8 ℃保存；

b) 不同批号试剂不能混用；

c) 严格按试剂盒说明书要求操作；

d) 反应的温度和时间应严格控制。

A.4.3.5 梅毒螺旋体快速检测试验（RT）

A.4.3.5.1 原理

以硝酸纤维膜为载体，将重组的梅毒螺旋体抗原固定在膜上，待检标本（全血、血清或血浆）与标记的梅毒螺旋体特异性抗原结合并沿着固相载体迁移，阳性结果在膜上特定部位显示出有色条带，可以直接判读结果。

A.4.3.5.2 材料

试剂盒：主要包括测试板、一次性滴管。

A.4.3.5.3 方法

不同试剂盒检测步骤有所不同，其基本流程如下：

a) 用一次性滴管或移液器滴加一定量待检标本（全血、血清或血浆）于加样孔中；

b) 立即在加样孔中加入一定量的缓冲液；

c) 置室温反应 15~20 min。

A.4.3.5.4 结果判定

在规定时间内判读结果。观察质控条带，判断试验有效性，如没有出现质控条带，说明试验无效，需重复试验。测试区（T）和质控区（C）内，两条显色条带同时出现，报告阳性结果。仅质控区（C）出现一条显色条带，测试区（T）内无显色条带出现，报告阴性结果。

A.4.3.5.5 注意事项

a）如果结果存在疑问，可用 TPPA 或其他方法进行重复试验；

b）如出现无效结果，重新测试。如果问题仍然存在，应停止使用此批号产品。

A.4.3.6 梅毒螺旋体化学发光免疫试验（CLIA）

A.4.3.6.1 原理

该方法是利用双抗原夹心法化学发光免疫分析原理，采用梅毒螺旋体多种特异抗原包被固相发光微孔板，用辣根过氧化酶标记相同蛋白抗原作为标记抗原，与样本中的梅毒螺旋体抗体形成双抗原夹心复合物后，加入化学发光底物液，测定其发光值，根据阈值判定结果。

A.4.3.6.2 材料

具体材料如下：

a）CLIA 试剂盒：含包被梅毒螺旋体抗原的微孔板（96 孔），酶标记物，化学发光底物液 A、B，洗涤液，封板膜，阳性对照血清，阴性对照血清等；

b）其他：化学发光免疫分析仪，洗板机，微量振荡器等。

A.4.3.6.3 方法

对于手工操作实验按以下操作程序进行（采用全自动化学发光分析则根据试剂使用说明书操作）：

a）准备：自 4 ℃冰箱中取出试剂盒，室温（20~27 ℃）平衡 30 min；

b）实验设计：将微孔板从密封袋中取出，设空白对照 1 孔，阴性对照 2 孔，阳性对照 3 孔，根据设计的样本数量在板架上放好微孔板条；

c）加样：除空白对照孔外，其余每孔分别加入阳性对照、阴性对照、质控品或样本 100 μL；

d）温育：用微量振荡器振荡混匀 5 s，用封板膜封闭微孔板，置 37 ℃温育 60 min；

e）洗板：洗涤液洗板 5 次，拍干；

f）加酶标记物：除空白对照孔外，其余每孔加入酶标记物 100 μL；

g）洗板：洗涤液洗板 5 次，拍干；

h）加底物液：每孔加入现配的化学发光底物工作液 100 μL，用微量振荡器振荡混匀 5 s；

i）测量：加入底物液后室温（20~27 ℃）静置避光反应 5 min，立即在微孔板发光分析仪上依序测量各孔的发光值（RLU）。

A.4.3.6.4 结果判定

根据化学发光分析仪测量的 RLU 自动判读结果。标本 RLU≥阈值报告阳性，<阈值报告阴性（或按各诊断试剂要求判定结果）。

A.4.3.6.5 注意事项

a）检测结果要及时进行测量，否则可能会引起较大的测量误差；

b）血清标本应注意不含或极少含红、白细胞，否则可能会导致假阳性结果；

c）高血脂或者溶血样本、受到微生物污染样本及反复冻融或者热灭活后的样本均会影响检测的准确性而导致错误的结果；

d）84 消毒液等强氧化剂能引起发光底物液发生反应，导致结果误判，故化学发光操作实验室应禁止使用此类消毒剂。

A.4.3.7 临床意义

A.4.3.7.1 梅毒螺旋体血清学试验的敏感度和特异度均较高，一期梅毒的敏感度为 70%~100%，二期梅毒达100%，三期梅毒95%～98%，特异度94%～100%。

A.4.3.7.2 梅毒螺旋体血清学试验多用作证实试验，特别是隐性梅毒及一些非梅毒螺旋体血清学试验阴性而又怀疑为梅毒的患者。也可适用于人群的筛查、产前检查及健康体检等。但不能用于观察疗效、判断复发及再感染。

A.4.3.7.3 梅毒螺旋体血清学试验偶可出现生物学假阳性反应。

A.4.3.8 梅毒螺旋体IgM抗体检测

A.4.3.8.1 原理

测定梅毒螺旋体IgM抗体方法的基本原理是分离血清中的IgM和IgG抗体后，再采用相应的梅毒螺旋体血清学试验检测。亦可采用抗IgM单克隆抗体的ELISA法以及免疫印迹法等进行检测。此处介绍免疫印迹法。

A.4.3.8.2 材料

试剂盒：免疫印迹法主要包括缓冲液、酶结合物、底物、免疫印迹检测膜、温育反应槽等。

A.4.3.8.3 方法

基本流程如下：

a) 在置有检测膜的温育反应槽中加缓冲液，温育一定时间后吸去；
b) 立即加入血清，反应一定时间后吸去；
c) 用缓冲液清洗检测膜3次；
d) 加入酶结合物，反应一定时间后吸去；
e) 加入底物，反应一定时间后吸去；
f) 加入蒸馏水终止反应，判读结果。

A.4.3.8.4 结果判定

在规定时间内判读结果。观察质控条带，判断试验有效性，如没有出现质控条带，说明试验无效，需重复试验。

根据测试区显色条带出现情况，报告阳性或阴性结果。

A.4.3.8.5 注意事项

如出现无效结果，重新测试。如果问题仍然存在，应停止使用此批号产品。

A.4.3.8.6 临床意义

检测到IgM抗体有助于对胎传梅毒、神经梅毒及一期梅毒早期的诊断。

A.5 梅毒的组织病理

A.5.1 梅毒的基本病理变化

梅毒的基本病理变化如下：

a) 血管内膜炎：特别是小动脉内皮细胞肿胀与增生；
b) 血管周围炎：血管周围大量淋巴细胞和浆细胞浸润；
c) 二期梅毒后期和三期梅毒常见上皮样细胞和多核巨细胞等组成的肉芽肿性浸润；
d) 银染色、免疫组化染色和PCR检测可发现组织中的梅毒螺旋体病原体。

A.5.2 一期梅毒

损害边缘表皮棘层增生肥厚，可表现为假性上皮瘤样增生，海绵形成，淋巴细胞和中性粒细胞移入表皮。

近中心表皮逐渐变薄，出现水肿及炎症细胞浸润。病损中央可形成溃疡。

真皮乳头水肿，真皮血管内皮细胞明显肿胀、增生、闭塞具有特征性，血管周围致密的淋巴细胞、组织细胞，少量的中性粒细胞和浆细胞浸润。胶原纤维间有大量黏液样物质沉积。

银染色在真皮血管周围的细胞间隙、巨噬细胞、内皮细胞和表皮中可见梅毒螺旋体。

A.5.3 二期梅毒

A.5.3.1 斑疹、丘疹和丘疹鳞屑性皮损

表皮正常或棘层增生肥厚，海绵形成，基底细胞液化变性，中性粒细胞移入表皮，形成海绵状脓疱，可有角化不全。

真皮乳头水肿，真皮血管扩张，管壁增厚，内皮细胞肿胀，血管周围淋巴细胞、组织细胞和大量浆细胞浸润。浸润的炎症细胞围绕血管呈袖套状。也可出现真皮浅层苔藓样浸润或毛囊汗腺周围明显炎症细胞浸润。

银染色约1/3的病例可见梅毒螺旋体，也可以用免疫组化染色加以证实。

A.5.3.2 扁平湿疣

表皮明显增生，海绵形成，中性粒细胞移入和表皮内微脓肿形成，含大量梅毒螺旋体。

真皮内大量浆细胞、淋巴细胞等炎症细胞致密浸润，血管病变明显。

A.5.4 三期梅毒

表皮一般没有明显变化，真皮内常有由上皮样细胞、多核巨细胞组成的肉芽肿，周围大量淋巴细胞及浆细胞等炎症细胞浸润，其中含较多血管，血管病变较二期轻。

结节型：表现为结核样肉芽肿改变，浸润限于真皮，肉芽肿较小，干酪样坏死不广泛，甚或缺如，周围淋巴细胞和少量浆细胞浸润。大血管不受累。

树胶肿型：浸润侵及真皮和皮下组织，有大量浆细胞、淋巴细胞、上皮样细胞和多核巨细胞，病损中央形成广泛的干酪样或树胶样坏死。可见残留的坏死细胞和结缔组织，病变处弹性纤维被破坏，炎症愈重破坏亦愈重。常见动脉内膜炎。梅毒螺旋体数量很少。

A.5.5 内脏梅毒

病理变化为两种，树胶肿性及弥漫性间质性炎症。树胶肿同皮肤树胶肿。弥漫性间质性炎症表现为小血管周围及血管壁淋巴细胞和浆细胞浸润，闭塞性动脉炎，组织结构逐渐纤维化。

A.5.6 胎传梅毒

无一期梅毒硬下疳的局部病变，其余皮肤病变与获得性各期梅毒相同。其不同者为早期胎传梅毒，可有水疱-大疱病变。其病理变化为：

a）其水疱顶部为1~2层疏松幼稚表皮细胞；

b）疱液内含多少不等单核及中性粒细胞及脱落表皮细胞；

c）真皮呈弥漫性急性炎症浸润，浸润细胞为中性粒细胞及淋巴细胞，无浆细胞；

d）银染色或免疫组化染色可在疏松的组织间隙中及疱液内发现大量梅毒螺旋体。

附件 4-7 中华人民共和国卫生行业标准：艾滋病和艾滋病病毒感染诊断（WS 293—2019）

1 范围

本标准规定了艾滋病和艾滋病病毒感染的诊断依据、诊断原则、诊断和临床分期。本标准适用于全国各级各类医疗卫生机构及其工作人员对艾滋病和艾滋病病毒感染的诊断。

2 术语和定义

下列术语和定义适用于本文件。

2.1 艾滋病病毒 human immunodeficiency virus；HIV

人类免疫缺陷病毒

导致艾滋病的病原体。

2.2 艾滋病 acquired immunodeficiency syndrome；AIDS

获得性免疫缺陷综合征

由 HIV 感染引起的，以人体 $CD4^+T$ 淋巴细胞减少为特征的进行性免疫功能缺陷，疾病后期可继发各种机会性感染、恶性肿瘤和中枢神经系统病变的综合性疾患。

2.3 HIV 感染者 HIV infected person

感染 HIV 后尚未发展到艾滋病阶段的个体。

2.4 艾滋病患者 AIDS patient

感染 HIV 后发展到艾滋病阶段的患者。

2.5 $CD4^+T$ 淋巴细胞 CD4 positive T lymphocyte

表达 CD4 分子的辅助性 T 淋巴细胞，是 HIV 感染的主要靶细胞。

2.6 机会性感染 opportunistic infection

在免疫功能低下时发生的感染性疾病。

2.7 HIV 血清抗体阳转 HIV seroconversion

感染 HIV 后机体血清中的 HIV 抗体由无反应转为有反应的过程。

2.8 窗口期 window period

从 HIV 感染人体到感染者血清中的 HIV 抗体、抗原或核酸等感染标志物能被检测出之前的时期。

注：在窗口期内的血液已有感染性。现有诊断技术检测 HIV 抗体、抗原和核酸的窗口期分别为感染后的 3 周、2 周和 1 周左右。

2.9 病毒载量 viral load

患者血浆（清）中 HIV RNA 的数量，属 HIV 核酸定量检测的指标，检测结果用每毫升血浆（清）中 HIV RNA 的拷贝数或国际单位来表示（CPs/mL 或 IUs/mL）。

2.10 HIV 抗体筛查试验 HIV antibody screening test

一类初步了解机体血液或体液中有无 HIV 抗体的检测方法，也包括同时检测 HIV 抗体和抗原的方法。

注：检测得出 HIV 抗体或抗原有反应或无反应的结果。常用的检测方法有酶联免疫吸附试验（ELISA）、化学发光或免疫荧光试验、免疫凝集试验、免疫层析试验、免疫渗滤试验和抗原抗体联合检测试验。

2.11 HIV 补充试验 HIV supplementary test

在获得筛查试验结果后，为了准确判断，继续检测机体血液或体液中有无 HIV 抗体或核酸的方法，包括抗体确证试验和核酸试验。

注：抗体确证试验包括免疫印迹试验、条带/线性免疫试验、免疫层析试验、免疫渗滤试验及特定条件下的替代试验，核酸试验包括核酸定性试验和核酸定量试验。

2.12　CD4$^+$T 淋巴细胞计数　CD4 positive T lymphocyte count

每立方毫米（或每微升）外周血中含有的 CD4$^+$T 淋巴细胞的数量。

2.13　CD4$^+$T 淋巴细胞百分比　CD4 positive T lymphocyte percentage

外周血中 CD4$^+$T 淋巴细胞占总淋巴细胞的百分比。

2.14　职业暴露史　occupational exposure history

从事艾滋病防治或可能接触到 HIV 工作的人员，工作时发生过与 HIV 意外接触的历史。

2.15　医源性暴露史　nosocomial exposure history

有过诊疗过程中的不安全注射、穿刺或手术史，或者有接受过未经 HIV 检测的血液、血制品、组织或器官的历史。

3　缩略语

下列缩略语适用于本文件。

AIDS：艾滋病（acquired immunodeficiency syndrome）

CPs：拷贝数（copies）

HIV：人类免疫缺陷病毒（human immunodeficiency virus）

PGL：持续性全身性淋巴腺病（persistent generalized lymphadenopathy）

VL：病毒载量（viral load）

4　诊断依据

4.1　流行病学史

4.1.1　患有性病或有性病史。

4.1.2　有不安全性行为（包括同性和异性性接触）。

4.1.3　有共用注射器吸毒史。

4.1.4　有医源性暴露史。

4.1.5　有职业暴露史。

4.1.6　HIV/AIDS 患者的配偶或性伴侣。

4.1.7　HIV/AIDS 母亲所生子女。

4.2　临床表现（各类临床表现参见附录 A）

4.2.1　急性 HIV 感染综合征（参见附录 A.1）。

4.2.2　PGL（参见附录 A.2）。

4.2.3　免疫系统轻度缺陷时的临床表现：

a) 成人及 15 岁（含 15 岁）以上青少年：A 组临床表现（参见附录 A.6.1.1）。

b) 15 岁以下儿童：D 组临床表现（参见附录 A.6.2.1）。

4.2.4　免疫系统中度缺陷时的临床表现：

a) 成人及 15 岁（含 15 岁）以上青少年：B 组临床表现（参见附录 A.6.1.2）。

b) 15 岁以下儿童：E 组临床表现（参见附录 A.6.2.2）。

4.2.5　免疫系统重度缺陷时的临床表现，为 AIDS 的指征性疾病，包括机会性感染、肿瘤和 HIV 相关神经系统症状：

a) 成人及 15 岁（含 15 岁）以上青少年：C 组临床表现（参见附录 A.6.1.3）。

b) 15 岁以下儿童：F 组临床表现（参见附录 A.6.2.3）。

4.3 实验室检测（各项 HIV 实验室检测技术具体说明，见附录 B）

4.3.1 总则

因存在检测的窗口期，实验室检测需根据情况综合应用抗体检测、核酸检测和 HIV 病毒分离试验。

4.3.2 血清学检测（见附录 B.1）

4.3.2.1 HIV 抗体筛查试验

筛查试验结果有反应，提示 HIV 抗体可能阳性，需进一步做补充试验予以证实。筛查试验结果无反应，报告 HIV 抗体阴性。

4.3.2.2 HIV 抗体确证试验

4.3.2.2.1 HIV 抗体确证试验结果的判定

a) HIV-1 抗体阳性（+），需符合以下标准之一：

1) 至少有 2 条 env 带（gp41 和 gp160/gp120）出现，或至少 1 条 env 带和至少 1 条 gag 或 pol 带同时出现；

2) 符合国家批准的 HIV 抗体确证试剂盒提供的阳性判定标准。

b) HIV-2 抗体阳性（+），需符合以下标准之一：

1) 至少有 2 条 env 带（gp36 和 gp140/gp105）；

2) 符合国家批准的 HIV 抗体确证试剂盒提供的阳性判定标准。

c) HIV 抗体阴性（−）：无 HIV 抗体特异条带出现。

d) HIV 抗体不确定（±）：出现 HIV 抗体特异条带，但不足以判定阳性。

4.3.2.2.2 HIV 抗体确证试验结果的处理

确证试验结果阳性，报告 HIV 抗体阳性；确证试验结果阴性，报告 HIV 抗体阴性；确证试验结果不确定，报告 HIV 抗体不确定，并建议 2~4 周后随访或尽快做 HIV 核酸检测。

4.3.3 病原学检测

4.3.3.1 HIV 病毒分离试验（见附录 B.2）

试验结果阳性报告 HIV 感染，阴性不能排除 HIV 感染。

4.3.3.2 HIV 核酸检测（见附录 B.3）

核酸定性试验结果阳性或定量试验>5 000 CPs/mL 提示 HIV 感染，阴性不能排除 HIV 感染。

4.3.4 免疫学检测（见附录 B.4）

4.3.4.1 检测分类

免疫学检测是进行 HIV 感染和 AIDS 的分期和判断疗效的主要检测指标，主要采用 $CD4^+T$ 淋巴细胞检测，分 $CD4^+T$ 淋巴细胞计数和百分比两类。

4.3.4.2 $CD4^+T$ 淋巴细胞计数

适用于成人及 5 岁以上儿童和青少年。该人群 $CD4^+T$ 淋巴细胞计数≥500/mm³，提示无免疫缺陷；350~499/mm³，提示轻度免疫缺陷；200~349/mm³，提示中度免疫缺陷；<200/mm³，提示重度免疫缺陷。

4.3.4.3 $CD4^+T$ 淋巴细胞百分比

适用于 5 岁及以下儿童。该人群 $CD4^+T$ 淋巴细胞在外周血 T 细胞中百分比>35%（<12 月龄），或>30%（12~36 月龄），或>25%（37~60 月龄），提示无免疫缺陷；30%~35%（<12 月龄），或 25%~

30%（12~36月龄），或20%~25%（37~60月龄），提示轻度免疫缺陷；25%~29%（<12月龄），或20%~24%（12~36月龄），或15%~19%（37~60月龄），提示中度免疫缺陷；<25%（<12月龄），或<20%（12~36月龄）或<15%（37~60月龄），提示重度免疫缺陷。

5　诊断原则

HIV/AIDS 的诊断原则是以实验室检测为依据，结合临床表现和参考流行病学资料综合进行。HIV抗体和病原学检测是确诊 HIV 感染的依据；流行病学史是诊断急性期和婴幼儿 HIV 感染的重要参考；$CD4^+T$ 淋巴细胞检测和临床表现是 HIV 感染分期诊断的主要依据；AIDS 的指征性疾病是 AIDS 诊断的重要依据。

6　诊断

6.1　HIV 感染

6.1.1　成人、青少年及18月龄以上儿童

符合下列一项者即可诊断：

a）HIV 抗体筛查试验有反应和 HIV 抗体确证试验阳性；

b）HIV 抗体筛查试验有反应和核酸定性试验阳性；

c）HIV 抗体筛查试验有反应和核酸定量试验>5 000 CPs/mL；

d）有流行病学史或艾滋病相关临床表现，两次 HIV 核酸检测均为阳性；

e）HIV 分离试验阳性。

6.1.2　18月龄及以下儿童

符合下列一项者即可诊断：

a）为 HIV 感染母亲所生和两次 HIV 核酸检测均为阳性（第二次检测需在出生4周后采样进行）；

b）有医源性暴露史，HIV 分离试验结果阳性或两次 HIV 核酸检测均为阳性；

c）为 HIV 感染母亲所生和 HIV 分离试验阳性。

6.2　AIDS

6.2.1　成人及15岁（含15岁）以上青少年

符合下列一项者即可诊断：

a）HIV 感染和 $CD4^+T$ 淋巴细胞计数<200/mm^3；

b）HIV 感染和伴有至少一种成人 AIDS 指征性疾病（参见附录 A.6.1.3）。

6.2.2　15岁以下儿童

符合下列一项者即可诊断：

a）HIV 感染和 $CD4^+T$ 淋巴细胞百分比<25%（<12月龄），或<20%（12~36月龄），或<15%（37~60月龄），或 $CD4^+T$ 淋巴细胞计数<200/mm^3（5~l4岁）；

b）HIV 感染和伴有至少一种儿童 AIDS 指征性疾病（参见附录 A.6.2.3）。

7　HIV/AIDS 的临床分期

7.1　成人及15（含15岁）以上青少年

7.1.1　Ⅰ期（HIV 感染早期）

HIV 感染者，符合下列一项即可诊断：

a）3~6个月内有流行病学史和/或有急性 HIV 感染综合征和/或有 PGL；

b）抗体筛查试验无反应，两次核酸检测均为阳性；

c）一年内出现 HIV 血清抗体阳转。

7.1.2 Ⅱ期（HIV 感染中期）

HIV 感染者，符合下列一项即可诊断：

a) $CD4^+T$ 淋巴细胞计数为 200～500/mm³；

b) 无症状或至少一项符合 4.2.3 a) 的临床表现；

c) 至少一项符合 4.2.4 a) 的临床表现。

7.1.3 Ⅲ期（AIDS 期）

HIV 感染者，符合下列一项即可诊断：

a) $CD4^+T$ 淋巴细胞计数<200/mm³；

b) 至少一项符合 4.2.5 a) 的临床表现。

7.1.4 成人及青少年临床分期的主要条件见表 1。

表 1 成人及 15 岁（含 15 岁）以上青少年 HIV/AIDS 的临床分期及其分期标准

临床分期	$CD4^+T$ 淋巴细胞计数（/mm³）	HIV 抗体检测[a]	HIV 核酸检测[a]	主要临床表现
Ⅰ期（HIV 感染早期）	>500 或一过性降低	−或±或血清阳转	+	急性 HIV 感染综合征、PGL 或无症状
Ⅱ期（HIV 感染中期）	200～500	+	+	Ⅱ期早期无症状或有 4.2.3 a) 的临床表现，Ⅱ期后期有 4.2.4 a) 的临床表现
Ⅲ期（AIDS 期）	<200	+	+	有至少一项 4.2.5 a) 的临床表现

注：1. 本表是根据多数 HIV/AIDS 患者的实验室检测指标和临床表现进行归纳的，不排除少数 HIV/AIDS 患者的例外情况。
2. 本表仅作为判断 HIV/AIDS 临床分期的依据，进行 HIV/AIDS 的诊断时应参考 6.1.1 和 6.2.1 列出的指标。

[a] HIV 抗体和 HIV 核酸检测的结果以阳性（+）、阴性（−）和不确定（±）来表示。

7.2 15 岁以下儿童

7.2.1 Ⅰ期（HIV 感染早期）

HIV 感染者，符合下列一项即可诊断：

a) $CD4^+T$ 淋巴细胞百分比>35%（<12 月龄），>30%（12～36 月龄），>25%（37～60 月龄），$CD4^+T$ 淋巴细胞计数≥500/mm³（≥5 岁）；

b) 有 PGL 或无症状。

7.2.2 Ⅱ期（HIV 感染中期）

HIV 感染者，符合下列一项即可诊断：

a) $CD4^+T$ 淋巴细胞百分比在 25%～35%（<12 月龄），20%～30%（12～36 月龄），15%～25%（37～60 月龄），$CD4^+T$ 淋巴细胞计数在 200～499/mm³（≥5 岁）；

b) 至少一项符合 4.2.3 b) 的临床表现；

c) 至少一项符合 4.2.4 b) 的临床表现。

7.2.3 Ⅲ期（AIDS 期）

HIV 感染者，符合下列一项即可诊断：

a) CD4<25%（<12 月龄），CD4<20%（12~36 月龄），CD4<15%（37~60 月龄），CD4<200/mm³（≥5 岁）；

b) 至少一项符合 4.2.5 b) 的临床表现。

7.2.4 儿童临床分期的主要条件见表 2。

表 2　15 岁以下儿童 HIV/AIDS 的临床分期及其分期标准

临床分期	年龄相关 CD4⁺T 淋巴细胞百分比/计数值				HIV 抗体检测[a]	HIV 核酸检测[a]	主要临床表现
	<12 月龄（%）	12~36 月龄（%）	37~60 月龄（%）	≥5 岁 /mm³或%			
Ⅰ期（HIV 感染早期）	>35	>30	>25	≥500	血清阳转或 +	+	PGL 或无症状
Ⅱ期（HIV 感染中期）	25~35	20~30	15~25	200~499	+	+	Ⅱ期早期有 4.2.3 b) 的临床表现，Ⅱ期后期有 4.2.4 b) 的临床表现
Ⅲ期（AIDS 期）	<25	<20	<15	<200 或 <15%	+	+	有 4.2.5 b) 的临床表现

注：1. 本表是根据多数 HIV/AIDS 患者的实验室检测指标和临床表现进行归纳的，不排除少数 HIV/AIDS 患者的例外情况。

2. 本表仅作为判断 HIV/AIDS 临床分期的依据，进行 HIV/AIDS 的诊断时应参考 6.1 和 6.2.2 列出的指标。

[a] HIV 抗体和 HIV 核酸检测的结果以阳性（+）和阴性（−）来表示。

附录 A
（资料性附录）
HIV 感染的临床表现

A.1 急性 HIV 感染综合征（acute HIV infection syndrome）

初次感染 HIV 1 个月内出现的发热、咽痛、皮疹、肌肉关节痛、淋巴结肿大、头痛、腹泻、恶心、呕吐等的一组临床表现。

A.2 持续性全身性淋巴腺病（persistent generalized lymphoadenopthy，PGL）

HIV 感染者无其他原因的腹股沟以外两处或两处以上的淋巴结肿大，直径>1 cm，持续 3 个月以上。

A.3 HIV 消耗综合征（HIV wasting syndrome）

HIV 感染者或 AIDS 患者在半年内出现体重减少超过 10%，伴有持续发热超过 1 个月，或者持续腹泻超过 1 个月、食欲差、体虚无力等症状和体征。

A.4 HIV 相关神经认知障碍（HIV associated neurocognitive disorders）

由感染 HIV 所引起的感知和运动神经元的异常，影响日常工作，表现为健忘、注意力难以集中、思维缓慢、抑郁、细微运动功能损害等。

A.5 儿童 HIV 相关神经认知障碍（infant HIV associated neurocognitive disorders）

感染 HIV 的儿童出现无其他原因的以下症状之一：

——大脑发育障碍或萎缩；

——智力障碍；

——对称性运动障碍；

——轻瘫；

——共济失调或步态紊乱。

A.6 HIV 感染的临床表现分类

A.6.1　成人及 15 岁（含 15 岁）以上青少年的临床表现分为 A 组、B 组和 C 组

A.6.1.1　A 组临床表现

该组临床表现在免疫系统轻度缺陷时出现，包括如下任一项：

——不明原因体重减轻，不超过原体重 10%；

——反复发作的上呼吸道感染，近 6 个月内≥2 次；

——带状疱疹；

——口角炎、唇炎；

——反复发作的口腔溃疡，近 6 个月内≥2 次；

——结节性痒疹；

——脂溢性皮炎；

——甲癣。

A.6.1.2　B 组临床表现

该组临床表现在免疫系统中度缺陷时出现，包括如下任一项：

——不明原因体重减轻，超过原体重 10%；

——不明原因的腹泻，持续超过 1 个月；

——不明原因的发热，间歇性或持续性超过 1 个月；

——持续性口腔念珠菌感染；

——口腔黏膜毛状白斑；

——肺结核病（现症的）；

——严重的细菌感染（如肺炎、体腔或内脏脓肿、脓性肌炎、骨和关节感染、脑膜炎、菌血症）；

——急性坏死性溃疡性牙龈炎、牙周炎或口腔炎；

——不明原因的贫血（血红蛋白<80 g/L）和中性粒细胞减少（中性粒细胞数<0.5×10^9/L）或血小板减少（血小板数<50×10^9/L），时间持续超过 1 个月。

A.6.1.3　C 组临床表现

该组临床表现在免疫系统重度缺陷时出现，为 AIDS 指征性疾病，包括如下任一项：

——HIV 消耗综合征；

——肺孢子菌肺炎；

——食管念珠菌感染；

——播散性真菌病（球孢子菌病或组织胞浆菌病）；

——反复发生的细菌性肺炎，近 6 个月内≥2 次；

——慢性单纯疱疹病毒感染（口唇、生殖器或肛门直肠）超过 1 个月；

——任何的内脏器官单纯疱疹病毒感染；

——巨细胞病毒感染性疾病（除肝、脾、淋巴结以外）；

——肺外结核病；

——播散性非结核分枝杆菌病；

——反复发生的非伤寒沙门菌败血症；

——慢性隐孢子虫病（伴腹泻，持续>1 个月）；

——慢性等孢球虫病；

——非典型性播散性利什曼病；

——卡波西肉瘤；

——脑或 B 细胞非霍奇金淋巴瘤；

——浸润性宫颈癌；

——弓形虫脑病；

——马尔尼菲青霉病；

——肺外隐球菌病，包括隐球菌脑膜炎；

——进行性多灶性脑白质病；

——HIV 相关神经认知障碍；

——有症状的 HIV 相关性心肌病或肾病。

A.6.2　15 岁以下儿童的临床表现分为 D 组、E 组和 F 组

A.6.2.1　D 组临床表现

该组临床表现在免疫系统轻度缺陷时出现，包括如下任一项：

——不明原因的肝脾肿大；

——结节性痒疹；

——反复发作或持续性上呼吸道感染；

——带状疱疹；

——广泛的疣病毒感染；

——广泛的传染性软疣感染；

——线形齿龈红斑；

——口角炎、唇炎；

——反复发作的口腔溃疡；

——不明原因的持续性腮腺肿大；

——甲癣。

A.6.2.2 E组临床表现

该组临床表现在免疫系统中度缺陷时出现，包括如下任一项：

——不明原因的中度营养不良；

——不明原因的持续性腹泻；

——不明原因的发热（>37.5 ℃），反复或持续1个月以上；

——口咽部念珠菌感染（出生6~8周内除外）；

——口腔黏膜毛状白斑；

——急性坏死性溃疡性牙龈炎、牙周炎或口腔炎；

——淋巴结结核；

——肺结核病；

——反复发作的严重细菌性肺炎；

——有症状的淋巴性间质性肺炎；

——慢性HIV相关性肺病，包括支气管扩张；

——不明原因的贫血（血红蛋白<80 g/L）和中性粒细胞减少（中性粒细胞数<0.5×10^9/L）和（或）慢性血小板减少（血小板数<50×10^9/L）。

A.6.2.3 F组临床表现

该组临床表现在免疫系统重度缺陷时出现，为AIDS指征性疾病，包括如下任一项：

——不明原因的严重消瘦，发育或营养不良；

——肺孢子菌肺炎；

——食管、气管、支气管或肺念珠菌感染；

——播散性真菌病（组织胞浆菌病或球孢子菌病）；

——反复发作的严重细菌性感染，如脑膜炎、骨或关节感染、体腔或内脏器官脓肿、脓性肌炎（肺炎除外）；

——肺外结核病；

——播散性非结核分枝杆菌感染；

——慢性单纯疱疹病毒感染（口唇或皮肤），持续1个月以上；

——任何的内脏器官单纯疱疹病毒感染；

——巨细胞病毒感染，包括视网膜炎及其他器官的感染（新生儿期除外）；

——慢性隐孢子虫病（伴腹泻）；

——慢性等孢子虫病；

——有症状的 HIV 相关性心肌病或肾病；

——卡波西肉瘤；

——脑或 B 细胞非霍奇金淋巴瘤；

——弓形虫脑病（新生儿期除外）；

——马尔尼菲青霉病；

——肺外隐球菌病，包括隐球菌脑膜炎；

——进行性多灶性脑白质病；

——HIV 相关神经认知障碍。

A.7 HIV/AIDS 临床分期与 WHO 临床分期的对应表

HIV/AIDS 临床分期与 WHO 临床分期的对应见表 A.1。

表 A.1 本标准 HIV/AIDS 临床分期与 WHO 临床分期对应表

本标准临床分期[a]	WHO 临床分期
Ⅰ期（HIV 感染早期）	Ⅰ
Ⅱ期（HIV 感染中期）	Ⅱ-Ⅲ
Ⅲ期（AIDS 期）	Ⅳ
[a] 包括成人和儿童的临床分期，分期标准见 7.1、7.2、表 1 和表 2	

附录 B
（规范性附录）
HIV 实验室检测技术

B.1 HIV-1/2 抗体检测

B.1.1 HIV 抗体筛查试验

B.1.1.1 试剂

应根据检测目的选用试剂，包括但不限于酶联免疫吸附试剂（ELISA）、化学发光或免疫荧光试剂、免疫凝集试剂、免疫层析试剂、免疫渗滤试剂和抗原抗体联合检测试剂。应使用经国家注册批准、在有效期内的试剂。

B.1.1.2 筛查试验

B.1.1.2.1 操作要求：试验开始前将试剂和样品置室温（18～25 ℃）平衡，按 SOP 要求准备试剂、待检样品和外部对照质控血清。须严格按照试剂盒说明书以及质量控制和安全防护要求操作。

B.1.1.2.2 结果处理：HIV 抗体筛查试验无反应，由实施检测的实验室出具"HIV 抗体阴性"报告。筛查试验有反应，不能向受检者出具 HIV 抗体阳性报告，进入 HIV 抗体复检试验。复检两次试验抗体均无反应，出具"HIV 抗体阴性"报告；复检试验有反应（均有反应或一个有反应一个无反应），报告为"HIV 感染待确定"，不能出具阳性报告，需要进一步做补充试验。

B.1.2 HIV 抗体确证试验

B.1.2.1 抗体确证试验试剂

应使用经国家注册批准、在有效期内的试剂。

B.1.2.2 确证试验

包括免疫印迹法（WB），条带/线性免疫试验（RIBA/LIA），间接免疫荧光（IFA）和快速确证等方法。

B.1.2.2.1 抗体确证试验：复检试验有反应样品，进行抗体确证试验。出现 HIV-2 型特异性条带者，可进一步做 HIV-2 抗体确证试验。

B.1.2.2.2 抗体确证试验结果处理如下：

符合 HIV-1 抗体阳性判断标准，报告"HIV-1 抗体阳性"，并按规定做好检测后咨询和疫情报告。

符合 HIV-2 抗体阳性判断标准，报告"HIV-2 抗体阳性"，并按规定做好检测后咨询和疫情报告。

符合 HIV 抗体阴性判断标准，报告"HIV 抗体阴性"。如疑似"窗口期"感染，建议进一步做 HIV 核酸检测，或 2~4 周后随访尽早明确诊断。

符合 HIV 抗体不确定判断标准，报告"HIV 抗体不确定"，在备注中应建议尽早做核酸检测或"2~4 周后复检"。

B.1.3 质量控制

B.1.3.1 应制定实验室质量保证和质量控制计划。

B.1.3.2 应建立实验室内部质量控制制度。

B.1.3.3 应定期参加实验室检测能力验证。

B.2　HIV 病毒分离

B.2.1　样本要求

首选新鲜抗凝全血，也可以使用血浆、精液及其他体液。

B.2.2　试剂

淋巴细胞分离液、细胞培养液（RPMI 1640）、胎牛血清、白细胞介素-2（IL-2）、植物血凝素（PHA）、HIV-1 p24 抗原检测试剂或逆转录酶检测试剂。

B.2.3　病毒分离方法

外周血单核细胞（PBMC）共培养法。

B.2.4　分离结果判定

B.2.4.1　培养上清液 p24 抗原或逆转录酶连续 2 次呈阳性反应、并有 p24 抗原含量/逆转录酶活性升高，或同时出现 HIV 特征性细胞病变，并经鉴定为 HIV 基因序列，判为 HIV-1 分离阳性。

B.2.4.2　培养上清液 p24 抗原或逆转录酶始终为阴性，判为 HIV-1 分离阴性。

B.2.4.3　HIV-1 分离培养阳性可以确证为 HIV-1 感染，分离培养阴性不能排除 HIV-1 感染。

B.2.5　质量控制

必须在生物安全三级实验室的生物安全柜内操作。每批实验需要设立正常供体 PBMC 单独培养作为阴性对照，培养过程与检测方法与实验样本完全一致。阴性对照 p24 抗原检测为阴性，整个实验数据才有效。

B.3　HIV 核酸检测

B.3.1　样本采集、送检和保存

B.3.1.1　使用以乙二胺四乙酸（EDTA）为抗凝剂的真空采血管，按常规采取全血并在 6 h 内分离血浆。应避免溶血和高脂样本。

B.3.1.2　用于核酸检测的血浆和血细胞样品 4 天内进行检测的可存放于 4 ℃保存，3 个月以内应存放于−20 ℃以下保存，3 个月以上应置于−70 ℃以下保存，避免反复冻融。

B.3.2　核酸检测

B.3.2.1　方法

HIV 核酸检测分为定性和定量试验，均可作为 HIV 感染诊断试验。HIV 核酸定量检测主要基于靶核酸扩增和信号放大两种方法，HIV 核酸定性检测主要是实时定量 PCR。

B.3.2.2　试剂

HIV-1 核酸检测应使用经国家食品药品监督管理总局注册批准的试剂，并严格按说明书操作。

B.3.3　检测结果分析和报告

B.3.3.1　核酸定性试验检测结果有反应报告本次实验核酸阳性，检测结果无反应报告本次实验核酸阴性。

B.3.3.2　核酸定量试验

应该严格按照实验室标准操作程序或者商品试剂盒说明书的结果判断标准进行结果判定。当样本检测值小于试剂盒所规定线性范围下限时，报告低于检测限；当检测值>5 000 CPs/mL（或 IUs/mL）时，报告检测值；当样本检测值≤5 000 CPs/mL（或 IUs/mL），需要尽早再次采样、检测，如检测结果>5 000 CPs/mL（或 IUs/mL），报告检测值；当样本检测值≤5 000 CPs/mL（或 IUs/mL），报告检测值，结合临床及流行病史、CD4$^+$T 淋巴细胞检测值或者 HIV-1 抗体随访检测结果等进行诊断。

B.3.4 质量控制和评价

B.3.4.1 应制定实验室质量保证计划。

B.3.4.2 应建立实验室内部质量控制制度。

B.3.4.3 应定期参加实验室检测能力验证。

B.4 $CD4^+T$ 淋巴细胞检测

B.4.1 样品检测

B.4.1.1 双平台法：用 EDTA 抗凝，样品应在 30 h 以内，最好 8 h 以内处理；用酸性枸橼酸钠葡萄糖（ACD）或肝素抗凝，样品应在 48 h 以内，最好 8 h 以内处理。不可检测溶血、结冰和凝血的样品。

B.4.1.2 单平台法：用 EDTA 抗凝，CD45 设门，样品应在 72 h 以内处理，用 CD3 设门，样品应在 48 h 以内处理。不可检测溶血、结冰和凝血的样品。

B.4.2 检测方法

B.4.2.1 自动检测方法和手工操作法：自动检测方法包括流式细胞仪（双平台法和单平台法）和专门的细胞计数仪；手工操作法需要显微镜。

B.4.2.2 双平台法：需要用专门的细胞计数仪和流式细胞仪共同完成。

B.4.2.3 单平台法：用流式细胞仪，以微球计数方法和体积计数方法为主。

B.4.3 结果报告

B.4.3.1 报告中 $CD4^+T$ 淋巴细胞应为 $CD3^+CD4^+$ 或 $CD3^+CD45^+CD4^+$ 阳性细胞。

B.4.3.2 $CD4^+T$ 淋巴细胞百分比是指 $CD4^+T$ 淋巴细胞占总淋巴细胞的百分比。

B.4.3.3 应按照实验结果填写 $CD4^+T$ 淋巴细胞的绝对数和百分比。

B.4.3.4 报告中应有相关数据的正常值范围（如 $CD4^+T$ 淋巴细胞百分比和绝对数范围）。

B.4.3.5 报告单须经检验人、审核人复核签字，加盖检验专用公章后发出，并做好保密工作。

B.4.4 质量控制

B.4.4.1 应制定 $CD4^+T$ 淋巴细胞检测质量保证计划。

B.4.4.2 应建立内部质量控制制度。

B.4.4.3 应定期参加淋巴细胞免疫表型检测能力验证。

第五章 艾滋病疫情报告与管理

第一节 概　述

疫情报告与管理是指相关单位在建立健全传染病疫情登记和报告制度的基础上，根据相关法律和办法对应报告传染病按照规定的内容、方式、时限进行报告，同时注重疫情报告质量管理，为疫情信息收集、核实、分析和反馈，预测疫情趋势，评估当地疫情流行形势和特点提供重要参考，同时为卫生行政部门优化卫生资源配置，开展传染病综合防治提供依据。疫情报告方法包括网络直报、纸质报告卡传报和电话传报。疫情报告与管理可实现以下目的：

（1）了解当地传染病的流行状况。

（2）开展传染病监测，为及时发现传染病暴发提供线索。

（3）为评估当地疫情流行形势和特点提供重要参考。

（4）为制订传染病防治策略、干预措施及效果评价提供依据。

（5）为卫生行政部门优化卫生资源配置、开展传染病综合防治提供依据。

根据现行的《性病防治管理办法》（2012年11月23日卫生部令第89号发布，附件5-1）规定，艾滋病性病疫情报告与管理的疾病包括艾滋病、梅毒、淋病、生殖道沙眼衣原体感染、尖锐湿疣和生殖器疱疹（后五种疾病统称为性病），日常工作主要有建立和完善艾滋病性病疫情报告和管理制度，提供规范化的性病门诊诊疗服务，进行疫情报告及登记，控制疫情报告质量等内容。

第二节　工作内容和步骤

一、社区卫生服务中心

（一）性病病例转诊

目前，社区卫生服务中心未设立性病门诊，不具备开展性病诊疗的条件。社区卫生服务中心在诊治、体检、筛查活动中发现疑似性病患者时，应当及时转诊至具备性病诊

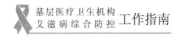

疗条件的医疗机构。

（二）HIV 发现及送检

社区卫生服务中心应当安排专职医生作为 HIV 快速筛查检测点（下文简称快检点）的责任医生，并在公示的开诊时间段内，按照艾滋病自愿咨询检测门诊（下文简称 VCT 门诊）的要求提供艾滋病快速筛查服务。当快检点发现 HIV 初筛阳性对象时，应告知 HIV 初筛阳性对象本人携带好身份证原件尽快再次至快检点，进行真实信息核实和第二份血样采集，并将采集好的第一份和第二份血样、身份证复印件和 HIV 阳性待复检送样单按照高致病性病原微生物菌（毒）株样本的生物转运标准送至区疾控中心收样室。

HIV 发现及送检的具体要求详见第四章。

（三）HIV 病例报告

区疾控中心在完成 HIV 确证实验后，须将 HIV 确证结果反馈给社区卫生服务中心快检点责任医生。快检点责任医生应在收到确证结果后 5 个工作日内完成结果告知。若确证结果为阳性，快检点责任医生应进行传染病报告（具体操作要求见本节二、三级医院部分）。需要注意的是，社区卫生服务中心的工作人员须严格执行保密制度，不得向任何无关单位和个人提供 HIV 初筛和确证结果。

（四）疫情报告自查

预防保健科应定期对本单位的艾滋病疫情报告情况进行自查，做好自查记录，规范填写"艾滋病性病疫情报告自查表"（附表 5-1），撰写自查报告，并做好存档备查。疫情报告自查内容分为疫情报告质量（漏报、错报、重报、误报等内容）和管理（规章制度落实、奖罚兑现等情况）两部分。

二、二、三级医院

（一）性病门诊规范化诊疗

1. **性病门诊日志登记**

（1）医院内进行性病诊疗的各相关科室应设立性病门诊日志，实行门诊日志登记制度。首诊医生填写"中华人民共和国传染病报告卡"（简称"传染病报告卡"，附件 5-2）和"传染病报告卡艾滋病性病附卡"（简称"附卡"，附件 5-3）后，应在门诊日志的备注栏注明已报卡和卡片编号，同时在"传染病疫情登记簿"上登记。门诊日志可作为性病疫情准确性核查、漏报调查的依据。

（2）性病门诊日志由医院统一定制，可以是纸质版、电子版或嵌入医院管理信息系统中的网络版。门诊日志的栏目应包括姓名、性别、年龄、职业、住址、初诊或复诊、发病日期、就诊日期、传染来源、临床症状与体征、实验方法及结果、诊断时间、病名（诊断）、病例分类、医生签名、备注等内容。

（3）医生在诊疗工作中对每一例就诊者均须及时、真实、完整、准确和规范填写门诊日志，不得伪造或篡改门诊日志信息。

（4）对于由母亲传播的儿童性病病例，医生须在门诊日志的备注栏目中填写儿童生母的患病情况。

（5）性病病例的诊断发生变更或修订时，医生须在门诊日志的备注栏目中填写更正或修订的病名。

2. 转诊与会诊

（1）开展性病转诊与会诊的医疗机构之间和医疗机构各科室之间应建立性病转诊与会诊制度，制度应指明转诊流程及报告方式。

（2）开展性病转诊与会诊的医疗机构内部应明确性病转诊与会诊的科室名称、联系人和联系方式。开展性病转诊与会诊的医疗机构之间应制订并完善性病转诊与会诊的医疗机构清单，包括医疗机构的名称、详细地址、联系人与联系方式。

（3）开展性病转诊与会诊的医疗机构应具备性病诊疗资质和能力，医疗机构内的性病转诊与会诊科室应该是本单位内具备性病诊疗资质和能力的皮肤性病科、泌尿外科等科室。

（二）病例的发现与报告

1. 资质要求

按照《性病防治管理办法》（附件5-1）要求，不具备性病诊疗资质和能力的医疗机构发现可疑性病病例或梅毒血清检测阳性者时，不能对该病例进行诊断，也不能对该病例进行传染病报告，可以选择以下方式之一进行操作。

（1）将该病例转介到具备性病诊疗资质和能力的医疗机构。

（2）请具备性病诊疗资质和能力的医疗机构的专业人员进行会诊。

2. 首诊医生负责制

艾滋病性病报告实行首诊医生负责制。首诊医生负责制是指由对艾滋病性病患者做出首次诊断的医生（简称首诊医生）负责病例报告。所谓"首诊"，即就诊者发病后，在本院第一次被做出的诊断，不是就诊者在本院第一次就诊。因此，接诊医生应明确就诊者的疾病史和就诊史，询问就诊者本次就诊是首次发病还是再次发病，是首诊还是复诊。

3. 病例报告

就诊者被明确诊断为性病患者后，首诊医生应按照《性病防治管理办法》（附件5-1）的要求，填写纸质版的"传染病报告卡"和"附卡"并登录中国疾病预防控制信息系统传染病疫情网络（简称疫情网）进行网络直报。同一患者同时患有多种性病时，每一种性病均须单独报告，并且不同性病首次和再次发病的报告要求略有不同。

（1）尖锐湿疣、生殖器疱疹。

① 首次发病。报病机构应在首发病例初诊后尽快明确诊断，并立即报病，避免漏报发生。在疾病诊疗过程中，就诊者可能存在多次就诊的情况。对于复诊、诊断结果未变更且已经报病的首发病例不要重复报病。

② 再次发病。若病例在报病机构有就诊史，并且报病机构既往已诊断并报告，则不再报告。

（2）除尖锐湿疣、生殖器疱疹以外的性传播疾病。

① 首次发病。报病机构应在首发病例初诊后尽快明确诊断，并立即报病，避免漏报发生。在疾病诊疗过程中，就诊者可能存在多次就诊的情况。对于复诊、诊断结果未变更且已经报病的首发病例不要重复报病。

② 再次发病。若病例再次发病，报病机构须再次报病，报告要求同首发病例。

需要注意的是，从门诊收入病房的性病病例，由门诊首诊医生填报"传染病报告卡"和"附卡"，并在入院单上注明"已报卡"；在住院期间首次诊断的性病病例，由该病房的首诊医生填写"传染病报告卡"和"附卡"，同时登记到"传染病疫情登记簿"。另外，接诊医生在诊疗过程中应及时核实、更新诊断，并进行规范的传染病报告操作，具体包括以下两种情况：一种是，如果发现疾病病程在复诊过程中发生变更诊断，应对原诊断进行订正；另一种是，如果复诊时增加新病种的诊断，应对新增加诊断的病名进行报告。

4. 性病门诊初诊者干预和检测

性病门诊的性病初诊病例应同时进行艾滋病和梅毒的检测，并由检测医师按要求填写"性病就诊者艾滋病和梅毒检测月（季）报表"（附表5-2）。

5. 传染病疫情登记

首诊医生完成接诊性病病例后，须填写门诊日志（或住院登记本）、"传染病报告卡"和"传染病疫情登记簿"，填写必须及时、完整、准确、真实，具体要求如下：

（1）医疗机构各诊室和住院科室应设立"传染病疫情登记簿"，实行传染病疫情登记制度。

（2）"传染病疫情登记簿"由疾病预防控制机构统一印制。传染病疫情登记簿的栏目应包括姓名、性别、年龄、职业、住址、发病日期、就诊日期、传染来源、临床症状与体征、实验方法及结果、诊断时间、病名（诊断）、病例分类、卡片编号（是否报卡）、医生签名、备注等内容。

（3）首诊医生填写"传染病报告卡"和"附卡"后，须同时在"传染病疫情登记簿"上登记。"传染病疫情登记簿"仅登记首诊病例。

（4）以下情况应在"传染病疫情登记簿"的备注栏中进行备注。

① 由母婴传播的儿童性病病例，须在备注栏中填写其生母的患病情况。

② 性病病例诊断变更或修订时，须在备注栏目中填写更正或修订的病名。

③ 性病病例被排除或因重报删除时，须在备注栏目中注明。

④ 如果"传染病疫情登记簿"记录的是订正病名后的性病病例，须在备注栏目中填写订正前的病名。

（三）传染病报告卡质量控制管理

依据艾滋病性病疫情信息报告管理规范和相关方案，疫情管理人员（如防保人员）负责机构内艾滋病性病疫情信息报告管理和技术指导工作，建立健全机构内艾滋病性病疫情信息管理组织和制度，明确人员职责分工，并严格执行有关规章制度。

1. 当日核查

疫情管理人员（如防保人员）每个工作日应对当天收集到的"传染病报告卡"和"附卡"进行质量检查，并将报告卡的质量检查结果记录到"传染病报告卡质量检查记录本"中。报卡质量检查和记录的内容包括填写报告卡是否及时（是否迟报），报告卡填写有无字迹不清、选项模糊、错项、漏项、逻辑错误，病例分类是否准确等。对有疑问或填写不规范的报告卡必须及时向填卡人核实，发现问题及时给予指出和改正。有疑问的疫情信息必须及时向填报人核实，核对无误后进行网络直报并登记备案。

2. 收卡核查

疫情管理人员（如防保人员）在收卡时，若发现异常性病疫情（如某种性病报告卡突然增多），应与相应的科室负责人联系，并对报告信息进行核实。如确实存在性病疫情异常现象，应及时报告区疾控中心相关负责人。

（四）传染病报告卡网络录入

疫情管理人员（如防保人员）对"传染病报告卡"和"附卡"审核确认合格后，可登录疫情网，录入"传染病报告卡"和"附卡"信息。如果疫情管理人员无疫情账号，应填写"中国疾病预防控制信息系统用户申请表"（附件5-4），并提交至区疾控中心疫情管理业务科室，申请疫情账号。如果相关用户或权限需要变更，则应填写"中国疾病预防控制信息系统用户变更表"（附件5-5）。

每例病例的网络传染病报告信息录入完成后，需要与纸质卡的信息进行核对，确保两者信息一致。需要注意的是，"传染病报告卡"和"附卡"的网络录入应及时，且在节假日期间安排好报告卡网络录入工作，避免迟报、漏报情况发生。

（五）疫情报告自查与自查问题改进

1. 疫情报告自查

医疗机构疫情管理科室（如预防保健科）应定期组织各科室（包括检验科）对性病疫情报告情况进行自查，并做好自查记录，各科室（包括检验科）须规范填写"艾滋病性病疫情报告自查表"（附表5-1），并做好存档备查。

疫情报告自查内容分为疫情报告质量（漏报、错报、重报、误报等）和管理（规章制度落实、奖罚兑现等情况）两部分。自查方法包括检查"性病门诊日志"、"传染病疫情登记簿"、实验室检验记录，将"传染病报告卡"和"附卡"与相关登记记录情况进行比对，各医疗机构要对各科室的疫情报告自查情况进行分析和总结，并撰写自查报告。

自查发现的情况将作为疫情报告质量考核和奖罚的依据，并列入医疗机构的质量管理体系。各相关科室应配合疫情管理科室的自查工作。

2. 自查问题改进

自查中发现以下情况应及时改进。

（1）自查发现漏报病例，应在24小时之内补报，包括填写"传染病报告卡"、"附卡"和进行网络直报。

（2）自查发现错误报告，应在24小时之内订正，包括"传染病报告卡"、"附卡"和网络信息的订正。

（3）自查发现诊断变更或病例分类变更，如原报告为疑似病例，经自查后发现为确诊病例，应在24小时之内订正，包括"传染病报告卡"、"附卡"和网络信息的订正。

（4）自查发现重报病例，应在24小时之内在网络上删除重复病例，并在"传染病报告卡"和"附卡"上注明。

（5）自查发现门诊日志记录有该病例，且已填写"传染病报告卡"和"附卡"，但"传染病疫情登记簿"上未登记，应及时进行补登记。

（六）疫情资料保存

（1）医疗机构疫情管理科室应安排专人管理本单位的"传染病报告卡"、"附卡"、"传染病疫情登记簿"、网络、疫情信息、传染病报告卡收卡与审核记录等资料。疫情资料应存放于资料柜内，做到防火、防霉、防盗和防鼠等，并做好保密工作。未经批准，医疗机构不得将疫情资料复制或借出。

（2）"传染病报告卡""附卡""传染病疫情登记簿"等资料应按月度与年度分类（如分病种）整理、装订、归档，并长期妥善保存。

（3）医疗机构应建立本单位的传染病疫情信息查询与使用制度。本单位相关人员查询疫情资料需要经单位传染病疫情管理领导小组批准，其他单位人员查询传染病疫情信息应经同级卫生管理部门批准。

（4）疾控中心对医疗机构报告的性病疫情进行检查和调查时，医疗机构的疫情管理科室应密切配合，提供"传染病报告卡""附卡""传染病疫情登记簿"等资料。

（七）上岗培训、复训与考核

艾滋病性病诊疗、疫情管理及实验室人员，必须参加上海市疾病预防控制中心组织的上岗前资格认证培训且考核合格后方可上岗，之后以"两年区疾控中心复训、一年市疾控中心复训"的规则，按要求完成复训。上岗前培训或复训考核不合格人员，必须加强学习，直至考核合格后方可上岗。

医疗机构应建立培训档案，由本单位医务科或预防保健科联合本单位继续教育委员会（或相应科室）具体落实。上岗培训与复训的考核纳入继续医学教育和在职、在岗培训管理。上岗培训和复训与技术职务评聘、晋升等管理制度相结合，并作为科室年度工作绩效和评先的重要依据之一。

（八）网络疫情信息安全管理

医疗机构用于网络直报的电脑须专人专用，须安装防毒软件和防火墙。疫情管理人员须定期（按月度与年度）对本单位网络直报的疫情个案信息进行下载备份，并存放在单独文件夹中。网络直报人员要管理好用户账号和密码，不得泄露或转让，当发现账号与密码已泄露或被盗用时，应立即采取措施更改密码，同时向区疾控中心报告。

三、疾控中心

（一）疫情管理

（1）组织实施并负责管理辖区内传染病疫情报告工作，开展技术指导、人员培训、疫情报告质量评价和报告工作考核评估。

（2）制订单位内部网络直报管理工作方案，协调网络报告相关部门的联系，包括与性病防治机构和眼病防治机构之间的横向联系和与医疗机构之间的纵向联系等。

（二）疫情监测与督导

（1）收集和分析辖区内传染病疫情资料，预测传染病发生、流行趋势，定时和及时向卫生行政部门上报，向有关单位反馈。负责本辖区传染病暴发流行事件的报告工作。

（2）每季度对医疗机构开展工作督导与指导。

（3）承担本辖区内不具备网络直报条件的责任报告单位的传染病信息的网络直报，并做好代报记录。

（三）疫情系统维护

（1）动态监测本辖区传染病疫情报告信息，及时发现异常情况并进行核实。

（2）负责辖区内疾病监测信息报告系统的维护和本辖区数据的备份，确保报告数据安全。

第三节　工作指标与要求

一、社区卫生服务中心

（1）开展 HIV 传报及自查工作，报告率达到 100%。

（2）24 小时内报告及时率达到 100%，准确率达到 100%。

二、二、三级医院

（一）艾滋病性病疫情传报及自查

（1）艾滋病性病疫情报告率达到 100%。

（2）24 小时内报告及时率达到 100%，准确率达到 100%。

（3）每月至少开展 1 次艾滋病性病疫情报告自查，并规范填写"艾滋病性病疫情报告自查表"（附表 5-1），做好存档备查。

（二）性病门诊初诊者干预和检测

（1）性病门诊初诊者的 HIV 和梅毒检测率不低于 90%。

（2）填写"性病就诊者艾滋病和梅毒检测月（季）报表"（附表 5-2），并于每月 3 日前交至区疾控中心分中心。

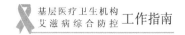

(三) HIV 检测份数表传报

结合收集到的"传染病报告卡"和"附卡",每月 3 日前登录疫情网的艾滋病综合防治数据信息管理系统,在"检测份数表"栏目中填报上一月的艾滋病病毒抗体检测情况的统计报表。

三、疾控中心

(一) 业务督导

每季度对各医疗机构开展全覆盖业务督导,核查疫情报告合格率、疫情报告完成率等内容。在结束督导 10 个工作日之内,完成督导结果总结并及时反馈。

(二) 疫情简报

每月 10 日前完成全区艾滋病疫情简报,对全区的艾滋病流行情况进行分析总结。

(三) 疫情年报

每年 6 月 15 日前完成上一年度的艾滋病疫情报告数据分析和疫情年报撰写。

第四节 知识与问答

一、报告卡的填写与网络报告的要求有哪些?

依照《中华人民共和国传染病防治法》中乙类传染病报告的要求,艾滋病疫情报告实行首诊医生负责制。疫情责任报告人发现符合病例报告种类和标准的病人时,按国家要求须 24 小时内进行疫情报告。

纸质版的"传染病报告卡"及"附卡"须使用钢笔或中性笔填写,项目应严格按照填卡说明进行填写,信息要完整、准确,字迹要清楚,填卡医生应签名,并在 24 小时内进行网络直报。不具备网络直报条件的责任报告单位,由区疾病预防控制中心代为网络直报。

(一)"传染病报告卡"填写注意事项

(1) 报卡类别:初诊病例直接填写"初次报告"。病人同时患两种或两种以上传染病时应分别报卡。

(2) 患者姓名:填写患者真实姓名。

(3) 家长姓名:14 岁以下的患儿应填写患者家长姓名。

(4) 身份证号:必须填写。

(5) 性别:填写社会性别。

(6) 出生日期:应详细填写出生年月日,新生儿可以不填写出生日期。

(7) 实足年龄/年龄单位:出生日期与实足年龄只选择填写其中一项。当出生日期不详时才填写实足年龄并选择年龄单位。对于大于等于 1 个月、不满 1 周岁的婴幼儿,按月龄填写,年龄单位选择"月";对于不满 1 个月的婴幼儿,只填写日龄,年龄单位选择"日"。

(8) 工作单位：填写患者发病时所在工作单位的名称，对学生（幼托儿童）详填发病时所在学校（幼托机构）及班级名称，无工作单位者填写"无"。

(9) 联系电话：必须填写。

(10) 病人属于：根据患者户籍地址进行填写。

(11) 病例分类：HIV 感染者/AIDS 患者的病例分类只能选择"实验室确诊病例"，而不能选择其他分类。

(12) 发病日期：填写患者在本次就诊前出现症状的日期，不明确时填写就诊日期，HIV 感染者填写送检日期。

(13) 诊断日期：初次报告时，填写初诊日期，诊断日期和填卡日期不能超过 24 小时。

(14) 报告卡带"＊"部分为必填项目。

(15) 对于订正病例或者死亡病例等涉及需要修改病例信息的情况时，不能在原报告卡上直接修改订正，应该重新填报一张新的卡片，在备注项内注明，并进行网络直报。

（二）"附卡"填写注意事项

(1) 应尽量获得病人的真实信息，填写病人身份证上的姓名、户籍地址、联系电话等信息，以利于随访管理。

(2) 选择某项具体的"接触史"后，应注意填写其后相应的接触史信息，不能出现勾选某项接触史后，却没有具体的接触史信息。对自述有"献血（浆）史""输血/血制品史""母亲阳性""职业暴露史""手术史"等情况的病人，应多次仔细核对，确认属实后才能勾选，对于确定为有"献血（浆）史""输血/血制品史"的病人还应询问是否为既往阳性。

(3) "最可能的感染途径"应与"接触史"相一致，不能出现逻辑错误。

(4) 艾滋病确诊日期首次报告时均不填写，只有以后将疾病名称订正为艾滋病后才填写该项目。

(5) 艾滋病实验室确认检测阳性日期为该患者出具阳性报告的日期。

二、首诊医生的职责是什么？

(1) 首诊医生为法律规定的责任疫情报告人，必须履行法律规定的责任和义务。首诊医生应做到诊断与报告准确，防止迟报、漏报、重报、错报，不得瞒报和不报。

(2) 首诊医生必须具备性病的诊断能力。不具备性病诊断能力的医生，必须及时为就诊者安排转诊或会诊。报告卡不能由实习或见习的医学生、进修的医务人员填写。

(3) 首诊医生须对就诊者进行完整的病史采集、全面的体格检查和合理的化验，然后按照卫生行政管理部门颁布的最新性病诊断标准对就诊者进行诊断，对诊断的病例须进行病例分类，其中梅毒病例必须分期分类诊断，并分期分类报告，包括一期、二期、三期、隐性和胎传梅毒。

三、各种性病的诊断与报告标准分别是什么？

梅毒的诊断与报告标准见 WS 273—2018，淋病的诊断与报告标准见 WS 268—2019，生殖道沙眼衣原体感染的诊断与报告标准见 WS/T 513—2016，生殖器疱疹的诊断与报告标准见 WS/T 236—2017，尖锐湿疣的诊断与报告标准见 WS/T 235—2016，梅毒、淋病、生殖道沙眼衣原体、生殖器疱疹的诊断与报告标准见附件 5-6。

第五节 相关文件及填写要求

上海市浦东新区艾滋病性病疫情报告和管理工作相关表格及填写要求见表 5-1。

表 5-1 上海市浦东新区艾滋病性病疫情报告和管理相关表格及填写要求一览表

表格名称	上报时间	上交格式	备注
附表 5-1 艾滋病性病疫情报告自查表	—	—	做好存档备查
附表 5-2 性病就诊者艾滋病和梅毒检测月（季）报表	每月 3 日前	纸质版	交至区疾控中心分中心

附件：

附件 5-1 性病防治管理办法

附件 5-2 中华人民共和国传染病报告卡

附件 5-3 传染病报告卡艾滋病性病附卡

附件 5-4 中国疾病预防控制信息系统用户申请表

附件 5-5 中国疾病预防控制信息系统用户变更表

附件 5-6 梅毒、淋病、生殖道沙眼衣原体、生殖器疱疹的诊断与报告标准简表

（辛辛、李漾、陈盼盼、汤琰、陈建荣、沈晓青）

附表 5-1　艾滋病性病疫情报告自查表

_____医院_____科（室）

自查月份	自查病种	实验室检测结果阳性人数	门诊日志登记初诊病例数	传染病疫情登记簿登记病例数	疫情网报告病例数	自查者签名	自查日期

注：无须上交，做好存档备查。

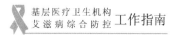

附表 5-2 性病就诊者艾滋病和梅毒检测月（季）报表

_____医院_____科（室）_____年___月

性病种类	诊断人数	艾滋病检测人数	艾滋病阳性人数	梅毒检测人数	梅毒阳性人数
梅毒				—	—
淋病					
生殖道沙眼衣原体					
尖锐湿疣					
生殖器疱疹					
合计					

注：1. 诊断人数指如果患者同时被诊断为患两种及两种以上性病，按照表中的顺序只填第一个。例如，A患者同时被诊断为患梅毒和尖锐湿疣，就只统计梅毒；B患者同时被诊断为患淋病和尖锐湿疣，就只统计淋病。
2. 艾滋病阳性人数指确证为艾滋病病毒阳性的人数。
3. 梅毒检测人数的统计需要同时进行特异性和非特异性检测，如果只进行了其中一项检测，则不纳入统计。
4. 梅毒阳性人数指特异性和非特异性检测结果均为阳性。
5. 医院和疾控中心可用此表汇总辖区内月度和季度数据。该表须于每月 3 日前以纸质版格式交至上海市浦东新区疾病预防控制中心分中心。

附件 5-1　性病防治管理办法

第一章　总则

第一条　为预防、控制性病的传播流行，保护人体健康，根据《中华人民共和国传染病防治法》（以下简称《传染病防治法》）和《艾滋病防治条例》有关规定，制定本办法。

第二条　性病是以性接触为主要传播途径的疾病。本办法所称性病包括以下几类：

（一）《传染病防治法》规定的乙类传染病中的梅毒和淋病；

（二）生殖道沙眼衣原体感染、尖锐湿疣、生殖器疱疹；

（三）卫生部根据疾病危害程度、流行情况等因素，确定需要管理的其他性病。

艾滋病防治管理工作依照《艾滋病防治条例》的有关规定执行。

第三条　性病防治坚持预防为主、防治结合的方针，遵循依法防治、科学管理、分级负责、专业指导、部门合作、社会参与的原则。

第四条　性病防治工作与艾滋病防治工作相结合，将性病防治工作纳入各级艾滋病防治工作协调机制，整合防治资源，实行性病艾滋病综合防治。

第五条　卫生部负责全国性病防治工作。根据需要制定国家性病防治规划；确定需要管理的性病目录，决定并公布需要列入乙类、丙类传染病管理的性病病种。

县级以上地方卫生行政部门负责本行政区域内性病防治工作，依照本办法和国家性病防治规划，结合当地性病流行情况和防治需求，制定并组织实施本行政区域性病防治计划。

卫生行政部门应当在同级人民政府的领导下，建立和完善性病防治管理和服务体系，将性病防治工作逐步纳入基本公共卫生服务内容；加强性病防治队伍建设，负责安排性病防治所需经费，组织开展性病防治工作。

第六条　卫生行政部门应当鼓励和支持社会组织参与性病防治工作，开展宣传教育、行为干预、心理支持和社会关怀等活动。

鼓励和支持医疗卫生、科研等相关机构开展性病防治工作研究和学术交流，参加性病防治公益活动。

第七条　医学院校、医务人员培训机构和医学考试机构，应当将性病防治政策和知识等纳入医学院校教育、住院医师培训、继续教育等各类培训以及医学考试的内容。

第八条　任何单位和个人不得歧视性病患者及其家属。性病患者就医、入学、就业、婚育等合法权益受法律保护。

第二章　机构和人员

第九条　卫生行政部门应当根据当地性病防治工作需求，指定承担性病防治任务的疾病预防控制机构，合理规划开展性病诊疗业务的医疗机构。

第十条　中国疾病预防控制中心在性病防治中的职责是：

（一）协助卫生部制定全国性病防治规划；

（二）指导全国性病防治工作，开展性病监测、疫情分析及管理、培训督导、防治效果评估等工作；

（三）组织制定和完善性病实验室检测等技术规范，开展性病实验室质量管理，定期开展性病诊断试剂临床应用质量评价。

第十一条　省级、设区的市和县级疾病预防控制机构在性病防治中的职责是：

（一）组织有关机构和专家，协助同级卫生行政部门制定本行政区域性病防治计划，开展性病的监测、流行病学调查、疫情分析及管理、培训督导等工作；

（二）组织并指导下级疾病预防控制机构和社会组织开展性病防治宣传教育、有易感染性病危险行为的人群干预工作；

（三）组织开展本行政区域性病实验室质量管理。

第十二条　医疗机构应当积极提供性病诊疗服务，方便患者就医。

医疗机构开展性病诊疗业务应当取得与性传播疾病诊疗相关的诊疗科目，确定相应科室，并应当具备以下条件：

（一）具有相应的诊疗场所，包括诊室、治疗室和检验科等；

（二）具备性病诊断治疗、消毒灭菌所必需的设备、设施及药品等；

（三）具有依法取得执业资格，并经性病诊疗培训考核合格的人员。

第十三条　开展性病诊疗业务的医疗机构职责是：

（一）根据性病诊断标准和技术规范对性病患者或者疑似病人进行诊断治疗，并按照规定报告疫情；

（二）开展性病防治知识宣传、健康教育、咨询和必要的干预；

（三）协助卫生行政部门开展性病诊疗业务培训；

（四）开展实验室检测质量控制；

（五）协助疾病预防控制机构开展性病疫情漏报调查和流行病学调查等工作。

第十四条　省级卫生行政部门应当定期组织从事性病诊断治疗和预防控制工作的专业人员进行岗位培训，并进行考核。

卫生行政部门和行业学会开展对皮肤科、妇产科、泌尿外科等相关学科医师的培训，应当包括性病防治知识和专业技术培训内容。

第十五条　医疗机构人员开展性病诊疗业务，应当依法取得执业资格，并应当定期接受性病防治知识和专业技术岗位培训。

疾病预防控制机构的人员开展性病预防控制工作，应当定期接受性病防治知识和专业技术岗位培训。

第十六条　县级以上地方卫生行政部门应当及时公布取得与性传播疾病诊疗相关科目的医疗机构信息。

开展性病诊疗业务的医疗机构发布有关医疗广告应当依法进行。

第三章　预防和控制

第十七条　疾病预防控制机构和开展性病诊疗业务的医疗机构应当根据当地性病流行特点，确定性病宣传和健康教育内容，对大众开展性病防治知识的宣传。

第十八条　各级疾病预防控制机构应当通过多种形式在有易感染性病危险行为的人群集中的场所宣传性病防治知识，倡导安全性行为，鼓励有易感染性病危险行为的人群定期到具备性病诊疗资质的医疗机构进行性病检查。

第十九条　开展性病诊疗业务的医疗机构应当为性病就诊者提供性病和生殖健康教育、咨询检测以及其他疾病的转诊服务。

第二十条　基层医疗卫生机构和开展性病防治工作的社会组织，应当在当地卫生行政部门的统一规划和疾病预防控制机构的指导下，对有易感染性病危险行为的人群开展性病、生殖健康知识宣传和行为干预，提供咨询等服务。

第二十一条　艾滋病自愿咨询检测机构和社区药物维持治疗门诊应当将梅毒免费咨询检测纳入日常服务内容；对咨询检测中发现的梅毒阳性患者，应当告知其到开展性病诊疗业务的医疗机构就诊。

第二十二条　开展妇幼保健和助产服务的医疗机构应当对孕产妇进行梅毒筛查检测、咨询、必要的诊疗或者转诊服务，预防先天梅毒的发生。

第二十三条　性病患者应当采取必要的防护措施，防止感染他人，不得以任何方式故意传播性病。

第二十四条　性病流行严重的地区，卫生行政部门可以根据当地情况，对特定人群采取普查普治的防治措施。

第四章　诊断和治疗

第二十五条　开展性病诊疗业务的医疗机构，应当实行首诊医师负责制，建立门诊日志，对就诊者逐例登记，对有可能感染性病或者具有性病可疑症状、体征的就诊者应当及时进行相关性病检查，不得以任何理由推诿。当性病患者存在严重危及健康和生命的伴随疾病，可以转诊至伴随疾病的专科诊治，并给予性病诊治支持。

不具备开展性病诊疗条件的医疗机构或者科室，在诊治、体检、筛查活动中发现疑似或者确诊的性病患者时，应当及时转诊至具备性病诊疗条件的医疗机构或者科室处置。当患者存在严重危及健康和生命的伴随疾病，可以安排在伴随疾病的专科继续诊治，开展性病诊疗业务的医疗机构或者科室应当给予性病诊治支持。

第二十六条　医疗机构及其医务人员对就诊者进行性病相关检查时，应当遵循知情同意的原则。

第二十七条　开展性病诊疗业务的医疗机构，应当按照安全、有效、经济、方便的原则提供性病治疗服务，优先使用基本药物。

开展性病诊疗业务的医疗机构，应当公示诊疗、检验及药品、医疗器械等服务价格，按照有关规定收费。

性病治疗基本用药纳入基本药物目录并逐步提高报销比例，性病基本诊疗服务费用纳入报销范围。

第二十八条　开展性病诊疗业务的医务人员，应当严格按照卫生部发布的性病诊断标准及相关规范的要求，采集完整病史，进行体格检查、临床检验和诊断治疗。

第二十九条　开展性病诊疗业务的医务人员，应当规范书写病历，准确填报《传染病报告卡》报告疫情，对性病患者进行复查，提供健康教育与咨询等预防服务，并予以记录。

第三十条　开展性病诊疗业务的医务人员，应当告知性病患者及早通知与其有性关系者及时就医。

第三十一条　开展性病诊疗业务并提供孕产期保健和助产服务的医疗机构，应当按照国家推荐方案及时为感染梅毒的孕产妇提供治疗，并为其婴幼儿提供必要的预防性治疗、随访、梅毒相关检测服务等。对确诊的先天梅毒的患儿根据国家推荐治疗方案给予治疗或者转诊。

第三十二条　开展性病诊疗业务的医疗机构进行性病临床检验，应当制定检验标准操作和质量控制程序，按照技术规范进行检验和结果报告，参加性病实验室间质量评价，加强实验室生物安全管理。

第三十三条 医疗机构应当采取措施预防性病的医源性感染，加强医务人员的职业安全防护。

第五章 监测和报告

第三十四条 中国疾病预防控制中心制定全国性病监测方案。省级疾病预防控制机构根据全国性病监测方案和本地性病疫情，制定本行政区域的性病监测实施方案；组织开展性病监测和专题调查，了解不同人群性病发病特点和流行趋势。

第三十五条 开展性病诊疗业务的医疗机构是性病疫情责任报告单位，开展性病诊疗的医务人员是性病疫情责任报告人。

性病疫情责任报告单位应当建立健全性病疫情登记和报告制度；性病疫情责任报告人发现应当报告的性病病例时，应当按照要求及时报告疫情。

第三十六条 开展性病诊疗业务的医疗机构应当结合流行病学史、临床表现和实验室检验结果等做出诊断，按照规定进行疫情报告，不得隐瞒、谎报、缓报疫情。

艾滋病自愿咨询检测机构和社区药物维持治疗门诊应当按照要求收集和上报相关信息。

医疗卫生机构不得泄露性病患者涉及个人隐私的有关信息、资料。

第三十七条 各级卫生行政部门负责本行政区域内性病疫情报告网络建设，为网络的正常运行提供必要的保障条件。

第三十八条 疾病预防控制机构负责本行政区域内性病疫情信息报告的业务管理和技术指导工作，对性病疫情信息进行收集、核实、分析、报告和反馈，预测疫情趋势，对疫情信息报告质量进行检查。

第六章 监督管理

第三十九条 卫生部负责对全国性病防治工作进行监督管理，组织开展性病防治工作绩效考核和效果评估。

第四十条 县级以上地方卫生行政部门负责对本行政区域内性病防治工作进行监督管理，定期开展性病防治工作绩效考核与督导检查。督导检查内容包括：

（一）疾病预防控制机构性病防治工作职责落实情况；

（二）开展性病诊疗业务的医疗机构工作职责落实情况；

（三）不具备开展性病诊疗资质的医疗机构发现疑似性病患者的转诊情况；

（四）疾病预防控制机构与开展性病诊疗业务的医疗机构性病防治培训情况。

第四十一条 卫生行政部门对开展性病诊疗服务的医疗机构进行校验和评审时，应当将性病诊治情况列入校验和评审内容。

第四十二条 卫生行政部门应当受理个人或者组织对违反本办法行为的举报，并依法进行处理。

第四十三条 卫生行政部门工作人员依法进行监督检查时，应当出示证件；被检查单位应当予以配合，如实反映情况，提供必要的资料，不得拒绝、阻碍或者隐瞒。

第四十四条 疾病预防控制机构和开展性病诊疗业务的医疗机构应当加强本机构性病防治工作管理，对违反本办法规定的本机构工作人员，应当根据情节轻重，给予批评教育或者相应的纪律处分。

第七章 法律责任

第四十五条 县级以上卫生行政部门对督导检查中发现的或者接到举报查实的违反本办法的行

为，应当依法及时予以纠正和处理；对工作不力、管理不规范的医疗卫生机构及其工作人员，应当予以通报批评；对负有责任的主管人员和其他直接责任人员，可以根据情节依法给予处分。

第四十六条　县级以上卫生行政部门违反本办法规定，造成性病疫情传播扩散的，按照《传染病防治法》的有关规定进行处理；构成犯罪的，依法追究刑事责任。

第四十七条　未取得《医疗机构执业许可证》擅自开展性病诊疗活动的，按照《医疗机构管理条例》的有关规定进行处理。

第四十八条　医疗机构违反本办法规定，超出诊疗科目登记范围开展性病诊疗活动的，按照《医疗机构管理条例》及其实施细则的有关规定进行处理。

医疗机构违反本办法规定，未按照有关规定报告疫情或者隐瞒、谎报、缓报传染病疫情或者泄露性病患者涉及个人隐私的有关信息、资料，按照《传染病防治法》有关规定进行处理。

第四十九条　医疗机构提供性病诊疗服务时违反诊疗规范的，由县级以上卫生行政部门责令限期改正，给予警告；逾期不改的，可以根据情节轻重处以三万元以下罚款。

第五十条　医师在性病诊疗活动中违反本办法规定，有下列情形之一的，由县级以上卫生行政部门按照《执业医师法》第三十七条的有关规定进行处理：

（一）违反性病诊疗规范，造成严重后果的；

（二）泄露患者隐私，造成严重后果的；

（三）未按照规定报告性病疫情，造成严重后果的；

（四）违反本办法其他规定，造成严重后果的。

第五十一条　护士在性病诊疗活动中违反本办法规定泄露患者隐私或者发现医嘱违反法律、法规、规章、诊疗技术规范未按照规定提出或者报告的，按照《护士条例》第三十一条的有关规定进行处理。

第五十二条　医疗机构违反有关规定发布涉及性病诊断治疗内容的医疗广告，由县级以上卫生行政部门按照国家有关法律法规的规定进行处理。

第五十三条　性病患者违反规定，导致性病传播扩散，给他人人身、财产造成损害的，应当依法承担民事赔偿责任；构成犯罪的，依法追究刑事责任。

第八章　附则

第五十四条　省、自治区、直辖市卫生行政部门可以结合本地实际情况，根据本办法的规定制定实施细则。

第五十五条　医疗机构实验室的性病检测质量控制工作按照医疗机构临床实验室有关规定进行统一管理和质控。

第五十六条　本办法下列用语的含义：

承担性病防治任务的疾病预防控制机构，指按照卫生行政部门要求，承担性病防治工作职责的各级疾病预防控制中心或者皮肤病性病防治院、所、站。

有易感染性病危险行为的人群，指有婚外性行为、多性伴、同性性行为等行为的人群。

第五十七条　本办法自 2013 年 1 月 1 日起施行。1991 年 8 月 12 日卫生部公布的《性病防治管理办法》同时废止。

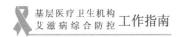

附件 5-2 中华人民共和国传染病报告卡

卡片编号：_____　　　　　　　　报卡类别：□初次报告　　□订正报告

姓名*：_____（患儿家长姓名：_____）　性别*：□男　□女
有效证件号*：□□□□□□□□□□□□□□□□□□
出生日期*：____年__月__日（如出生日期不详，实足年龄：___年龄单位：□岁□月□天）
工作单位（学校）：_____　　联系电话：_____
病人属于*：□本县区　□本市其他县区　□本省其他地市　□外省　□港澳台　□外籍
现住址（详填）*：____省____市____县（区）____乡（镇、街道）____村____（门牌号）
人群分类*：
□幼托儿童　□散居儿童　□学生（大中小学）　□教师　□保育员及保姆　□餐饮食品业　□商业服务　□医务人员　□工人　□民工　□农民　□牧民　□渔（船）民　□干部职员　□离退人员　□家务及待业　□其他_____（请注明）　□不详
病例分类*：（1）□疑似病例　□临床诊断病例　□确诊病例　□病原携带者
　　　　　　（2）□急性　□慢性（乙型肝炎*、血吸虫病*、丙肝）
发病日期*：____年__月__日
诊断日期*：____年__月__日__时
死亡日期：____年__月__日

甲类传染病*：□鼠疫　　　□霍乱

乙类传染病*：
□传染性非典型肺炎　艾滋病［□艾滋病（AIDS）患者　□艾滋病病毒（HIV）感染者］　病毒性肝炎（□甲型　□乙型　□丙型　□丁肝　□戊型　□未分型）　□脊髓灰质炎　□人感染高致病性禽流感　□麻疹　□流行性出血热　□狂犬病　□流行性乙型脑炎　□登革热　炭疽（□肺炭疽　□皮肤炭疽　□未分型）　痢疾（□细菌性　□阿米巴性）　肺结核（□涂阳　□仅培阳　□菌阴　□未痰检）　伤寒（□伤寒　□副伤寒）　□流行性脑脊髓膜炎　□百日咳　□白喉　□新生儿破伤风　□猩红热　□布鲁氏菌病　□淋病　梅毒（□Ⅰ期　□Ⅱ期　□Ⅲ期　□胎传　□隐性）　□钩端螺旋体病　□血吸虫病　疟疾（□间日疟　□恶性疟　□未分型）　□人感染H7N9禽流感

丙类传染病*：
□流行性感冒　□流行性腮腺炎　□风疹　□急性出血性结膜炎　□麻风病　□流行性和地方性斑疹伤寒　□黑热病　□包虫病　□丝虫病　□除霍乱、细菌性和阿米巴性痢疾、伤寒和副伤寒以外的感染性腹泻病　□手足口病

其他法定管理以及重点监测传染病：_____

订正病名：_____　　退卡原因：_____
报告单位：_____　　联系电话：_____
填卡医生：_____　　填卡日期*：____年__月__日

备注：

注：带"*"部分为必填项目。

附件 5-3　传染病报告卡艾滋病性病附卡

卡片编号：_____

患者姓名：_____（患儿家长姓名：_____）民族：_____族
婚姻状况：　□未婚　　□已婚有配偶　　□离异或丧偶　　□不详
文化程度：　□文盲　　□小学　　　　□初中　　　　□高中或中专　　□大专及以上
户籍地址（详填）：_____省_____市_____县_____乡（镇、街道）_____村
_____（门牌号）

疾病名称：□艾滋病病毒（HIV）感染　　　　　　　　　　　□艾滋病（AIDS）

接触史：（可多选）
□注射毒品史（在您记忆中有_____人与您共用过注射器材）
□非婚异性性接触史（在您记忆中有_____人与您有过非婚性行为）
□商业异性性接触史　　　□非商业异性性接触史
□配偶/固定性伴 HIV 阳性
□男男性行为史（在您记忆中有_____人与您有过同性性行为）
□献血（浆）史　　　□输血/血制品史　　　□母亲 HIV 阳性　　　□职业暴露史
□手术史　　　　　　□其他（请注明）_____　　□不详

性病史：□有　　　□无　　　□不详

最可能的感染途径（单选）：
□注射毒品　　　　□异性传播　　　　□同性传播　　　　□性接触+注射毒品
□采血（浆）　　　□输血/血制品　　　□母婴传播　　　　□职业暴露
□其他（请注明）_____　□不详

检测样本来源（单选）：
□术前检测　　　　　　□受血（制品）前检测　　□性病门诊　　　　□其他就诊者检测
□婚前检查（含涉外婚姻）□孕产期检查　　　　□检测咨询　　　　□阳性者配偶或性伴检测
□女性阳性者子女检测　□职业暴露检测　　　　□娱乐场所人员体检　□有偿供血（浆）人员检测
□无偿献血人员检测　　□出入境人员体检　　　□新兵体检　　　　□强制/劳教戒毒人员检测
□妇教所/女劳收教人员检测　□其他羁押人员体检　□专题调查　　　□其他（请注明）_____

实验室检测结论：□确认检测阳性　　□替代策略检测阳性　　□核酸检测阳性
确认（替代策略、核酸）检测阳性日期：_____年____月____日
确认（替代策略、核酸）检测单位：_____

艾滋病确诊日期*：_____年____月____日

报告单位：_____　　联系电话：_____
报告医生：_____　　填卡日期：_____年____月____日

备注：

注：带"＊"部分只有被确诊为艾滋病（AIDS）患者时填写。

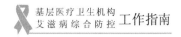

附件 5-4 中国疾病预防控制信息系统用户申请表

单位名称：	
申请人：	所在部门：
联系电话：	邮箱：
账户性质：□业务管理员　□本级用户　□直报用户	
是否需要申请 VRC 账户：□是　□否	
申请系统：	
□传染病报告信息管理系统	□救灾防病信息报告系统
□突发公共卫生事件管理信息系统	□出生登记信息管理系统（新）
□传染病自动预警信息系统	□人口死亡信息登记管理系统
□历史数据综合查询统计分析	□症状监测直报系统
□乙脑监测信息报告管理系统	□高温中暑病例报告信息系统
□流脑监测信息报告管理系统	□基本信息系统
□霍乱监测信息报告管理系统	□AFP 监测信息报告管理系统
□麻疹监测信息报告管理系统	□职业病与职业卫生信息监测系统
□鼠疫防治管理信息系统	□儿童预防接种信息系统
□结核病管理信息系统（新）	□标准编码管理系统
□艾滋病综合防治信息系统（新）	□全国饮用水水质卫生监测信息系统（新）
□中国流感监测信息系统	□人感染 H7N9 禽流感信息管理系统
□甲型 H1N1 流感信息管理系统	□重点慢性病患病监测信息系统
□健康危害监测信息系统	□其他：＿＿＿＿＿＿＿
用户账号：	
申请有效期：　　年　月　日 至　　年　月　日	
所在部门领导签字： 　　年　月　日	单位分管领导签字： 　　年　月　日	行政主管部门签字： （盖章处） 　　年　月　日

附件 5-5　中国疾病预防控制信息系统用户变更表

单位名称：		
申请人：	用户账号：	
变更性质：□账户停用　□账户启用　□内容变更　□有效期延用　□密码重置		
变更具体内容：		
申请人签字： 　　　　年　　月　　日	所在部门领导签字： 　　　　年　　月　　日	单位盖章 　　　　年　　月　　日

附件 5-6 梅毒、淋病、生殖道沙眼衣原体、生殖器疱疹的诊断与报告标准简表

附件 5-6-1 梅毒的诊断与报告标准

梅毒	① 病史	② 临床表现	实验室检测	确诊病例	疑似病例
一期	性接触史或性伴感染史；既往无梅毒诊断和治疗史	硬下疳	③ 暗视野（一期与二期）：阳性 ④ RPR/TRUSR：阳性 ⑤ TPPA/ELISA：阳性	①+②+③ 或①+②+④+⑤	①+②+④，无条件做 TPPA
二期		多形性皮损		①+②+④+⑤	
三期		皮肤黏膜损害，心血管、神经系统梅毒，病期在 2 年以上		①+②+④+⑤	
隐性		无表现		①+②+④+⑤	
胎传	母亲是梅毒患者或感染者	有表现或无表现		①+②+③ 或①+②+④+⑤，RPR 滴度等于或高于母亲 4 倍	①+②+④，RPR 滴度等于或高于母亲 4 倍，无条件做 TPPA

附件 5-6-2 淋病的诊断与报告标准

性病	① 病史	② 临床表现	实验室检测	确诊病例	疑似病例
淋病	性接触史或性伴感染史	尿道脓性分泌物 宫颈脓性分泌物 无症状	③ 淋菌涂片：阳性（多形白细胞内） ④ 淋菌培养：阳性 ⑤ 淋菌核酸检测：阳性	男性： ①+②+③ 男性/女性： ①+②+④ 或①+②+⑤	有症状者： ①+②

附件 5-6-3 生殖道沙眼衣原体感染的诊断与报告标准

性病	①病史	②临床表现	实验室检测	确诊病例	病原携带者
生殖道沙眼衣原体感染	性接触史或性伴感染史	尿道分泌物 宫颈分泌物 无症状	③ 衣原体检测：阳性 ④ 衣原体培养：阳性 ⑤ 衣原体核酸检测：阳性	有症状者： ①+②+③ 或①+②+④ 或①+②+⑤	无症状者： ①+②+③ 或①+②+④ 或①+②+⑤

附件 5-6-4 生殖器疱疹的诊断与报告标准

性病	① 病史	② 临床表现	实验室检测	确诊病例	临床诊断病例
生殖器疱疹	性接触史或性伴感染史	肛门生殖器部位有水疱、糜烂、溃疡、结痂	③ 皮损 HSV 抗原检测：阳性 ④ 皮损 HSV 培养：阳性 ⑤ 皮损 HSV DNA 检测：阳性 ⑥ HSV-2 血清型特异抗体：阳性	①+②+③ 或①+②+④ 或①+②+⑤ 或①+②+⑥	①+②

第六章 艾滋病病毒感染者随访管理

第一节 概 述

艾滋病病毒（HIV）感染者的随访管理分为首次随访和后续随访两部分。

首次随访是指艾滋病病毒感染者在艾滋病病毒抗体确证试验或核酸试验检测结果为阳性后，由其首诊单位所在地疾病预防控制中心的工作人员或现住址所在地社区卫生服务中心的随访人员对其进行阳性结果告知、医学咨询、转介和行为干预，了解其个人基本信息和行为学信息，填写并上报有关表格的过程。首次随访的目的包括：将感染艾滋病病毒的诊断结果准确告知感染者；询问感染者的既往史，收集准确的个人基本信息以及行为信息；向感染者介绍艾滋病的相关知识，回答感染者的相关问题；向感染者介绍国家艾滋病相关政策，明确责、权、利；为感染者提供必要的咨询和转介，促使其能够顺利接受后续随访和抗病毒治疗等相关服务。

后续随访是指艾滋病病毒感染者的首次随访结束后，由感染者现住址所在地社区卫生服务中心的随访人员对其开展医学咨询、行为干预、配偶/固定性伴的告知和HIV检测、CD4检测、结核病筛查等一系列工作，按照感染者不同需求将其转介至相应的工作平台（抗病毒治疗、美沙酮维持治疗、结核病筛查、母婴阻断等），同时填写并上报有关表格的过程。后续随访的目的包括：改变危险行为；促进抗病毒治疗，提高依从性；降低二次传播的风险。

艾滋病病毒感染者随访管理的原则主要有：依法防治，科学防治，突出重点；属地管理，全程管理，分级管理；部门参与，相互配合，责任到人。

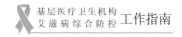

第二节 工作内容和步骤

一、社区卫生服务中心

(一) 人员及软硬件建设

1. 人员资质

每个社区卫生服务中心需要有至少 1 名医务人员作为艾滋病病毒感染者的随访管理责任人。随访管理责任人原则上由预防保健科艾滋病性病条线医生担任,并依据本社区实际管理的感染者人数配备。

随访管理责任人必须接受由区疾控中心组织的脱产 2 周的岗前培训,并签署"艾滋病病毒(HIV)感染者/艾滋病(AIDS)患者随访责任及信息保密承诺书"(附件 6-1)后才能上岗。社区卫生服务中心如有需求,可在每年 2 月 3 日或 7 月 3 日前将"岗前培训人员申请表"(附表 6-1)交至区疾控中心分中心,区疾控中心会在每年 3 月和 8 月分别组织岗前培训。

随访管理责任人还须参加市疾控中心组织的上海市性病艾滋病防治专业人员岗位培训(包括初训和每 3 年 1 次的市复训),考试合格者将获得上海市疾控中心颁发的"上海市性病艾滋病防治专业人员岗位培训合格证"或上海市复训盖章。

2. 硬件设备

社区卫生服务中心必须保证每位随访管理责任人拥有专用电话、电脑以及上锁独用的储物柜,以便日常的随访和妥善存放感染者的纸质与电子档案。

3. 疫情专报网络建设

社区卫生服务中心必须保证每位随访管理责任人拥有独立的艾滋病专报系统用户的数字证书、用户名和密码。因涉及感染者隐私,艾滋病专报须专人专管专用,不可外泄,并与区疾控中心系统管理员共同维护。

随访感染者时,需要先登录"VRC 客户端",建立专用网络后进入中国疾病预防控制信息系统(http://10.249.1.170),最后输入数字证书密码即可登入。

当发现账号信息异常(如密码多次输入错误导致账号被冻结),需要及时填写"中国疾病预防控制信息系统用户变更表"(附件 5-5),盖单位公章后交由区疾控中心系统管理员进行修改操作。

(二) 病例建档

1. 病例发现和报告

疾控中心 VCT 门诊发现的感染者,由疾控中心艾性科进行网络传报。社区卫生服务中心和二、三级医院发现了感染者,应联系区疾控中心及时将"HIV 抗体确证检测报告单"通过专用的电子邮件或纸质函件送达各送检单位,送检单位收到确证报告单后须于 24 小时内进行网络传报。

2. 新病例的阳性告知及流行病学调查

（1）时限。

辖区内新发现的艾滋病病毒感染者必须在 5 个工作日内完成阳性告知和流行病学调查，并在网报后的 10 个工作日内完成首次随访的网上录入。

（2）方法。

随访管理责任人先通过电话联系艾滋病病毒感染者本人，嘱咐其携带身份证原件在约定时间前往社区卫生服务中心领取确证报告单，同时以面对面方式在一个较为私密的空间（建议在社区卫生服务中心快检点办公室）进行阳性告知和流行病学调查/首次随访。

感染者如果因各种原因不便接受面对面调查，随访管理责任人也可以通过其知情的家属或朋友携带本人及感染者身份证原件前往社区卫生服务中心完成阳性告知和流行病学调查。

（3）内容。

① 阳性告知的内容有以下几条。

a. 核实"HIV 抗体确证检测报告单"和感染者身份证原件信息，尤其是姓名、性别、身份证号码、地址等信息，复印身份证和确证检测报告单存档。

b. 对新发现感染者进行阳性告知，须签署"HIV 抗体阳性告知书"（附件 6-2）并存档，介绍艾滋病病毒感染者的相关权利与义务。

c. 告知"HIV 感染者及艾滋病患者的注意事项"和"艾滋病治疗相关事项"（附件 6-3）。

d. 告知结核病免费筛查事宜，签署"结核病免费筛查告知单"（附件 6-4）并存档。

② 流行病学调查的内容有以下几条。

a. 随访管理责任人对新发现的艾滋病病毒感染者可参考"告知信息表"（附件 6-5）进行流行病学调查，重点调查感染者的个人信息、可能的传播途径、发现过程、可能传播的对象及范围、既往检测史等信息，根据流调实际情况填写"中华人民共和国传染病报告卡"、"传染病报告卡艾滋病性病附卡"和"个案随访表"（附件 6-6）并存档，同时通过艾滋病专用网络录入专报网。参考附件 6-7 撰写"HIV 感染者流行病学个案调查报告"，并于每月 3 日前将电子版交至浦东新区疾控中心分中心。

b. 对于已经死亡的感染者，应通过其知情人完成随访表填写及录入，并填写"浦东新区艾滋病病毒（HIV）感染者/艾滋病（AIDS）患者死亡报告一览表"（附表 6-2），于每月 3 日前交至浦东新区疾控中心分中心。

③ 建立纸质档案的内容有以下几条。

a. 随访管理责任人须为每一位感染者建立独立的个人档案，档案封面须标注 HIV 确认编号、病人姓名及来源（本区发现、外区转入或外省市转入）。每次的"个案随访表"均须存档，其他相关资料可根据需要纳入，并存放于上锁的储物柜或抽屉中。

b. 新发现感染者的档案内容包括"HIV 抗体确证检测报告单"、身份证复印件、"HIV 抗体阳性告知书"、"结核病免费筛查告知单"、"中华人民共和国传染病报告卡"、"传染病报告卡艾滋病性病附卡"、"个案随访表"和"HIV 感染者流行病学个案调查报告"。

c. 特别注意,首次随访需要手写"个案随访表"并存档,本社区发现并传报的感染者的"中华人民共和国传染病报告卡"和"传染病报告卡艾滋病性病附卡"也需要手写存档。

④ 建立病人管理一览表。

随访管理责任人须将每一位感染者的信息录入"＿＿＿＿社区 HIV 感染者随访一览表"(附表 6-3),并将电子文档加密保存,不得存放于电脑桌面,保证信息不外泄。

(三) 随访综合管理

1. 随访时间和频次

对艾滋病病毒(HIV)感染者最长间隔 6 个月随访 1 次,每年至少随访 2 次;对艾滋病(AIDS)患者最长间隔 3 个月随访 1 次,每年至少随访 4 次。

2. 随访内容

(1) 信息确认。

随访责任人须根据中国疾病预防控制信息系统提供的辖区内感染者信息,通过多途径核实姓名、现住地址、户籍地址和联系电话等重要信息是否准确,如发现有错误或者更新,要及时与区疾控中心艾性科联系并进行相应信息的修改或处理。

(2) 电话随访。

随访责任人须根据随访时限,通过电话联系感染者本人。首先,应评估艾滋病病毒感染者和艾滋病患者的身体状况和需求,关心其健康和生活状况;其次,在建立和谐与相互信任关系的基础上,帮助艾滋病病毒感染者和艾滋病患者正确认识艾滋病病毒感染和艾滋病,帮助其了解国家艾滋病防治相关政策、艾滋病抗病毒治疗的重要性和有效性,鼓励其重建生存信心。每次随访时应完成"个案随访表"的填写,并及时录入中国疾病预防控制信息系统。在随访过程中须侧重做好 CD4 检测、结核病筛查、配偶 HIV 抗体检测、抗病毒治疗转介等告知工作,并跟踪和反馈相关结果。

① $CD4^+T$ 淋巴细胞检测。

随访责任人须督促新发现和未接受抗病毒治疗的感染者进行 $CD4^+T$ 淋巴细胞检测,并根据区疾控中心统一安排的检测时间,通知感染者于检测日期上午 9 点至 10 点至浦东新区疾控中心 VCT 室(上海市浦东新区张杨路 3039 号 104 室)进行检测,可提醒其携带本人身份证原件,无须空腹。

随访责任人通知感染者检测后须填写"＿＿＿＿社区 CD4 检测送样单"(附表 6-4),并在检测前 3 天交至区疾控中心分中心。检测结果会通过分中心反馈至社区卫生服务中心。随访责任人在收到反馈信息后应于 2 个工作日内告知感染者,并将结果及时填入"个案随访表"和进行系统录入。

已开展抗病毒治疗的感染者不享受区疾控中心安排的免费检测,其 $CD4^+T$ 淋巴细胞检测由上海市公共卫生临床中心负责，随访责任人可通过中国疾病预防控制信息系统关联抗病毒治疗后查询其是否已开展抗病毒治疗，查询结果同样需要及时填入"个案随访表"并录入系统。

区疾控中心可为每位未接受抗病毒治疗的感染者每年最多提供 1 次免费的 $CD4^+T$ 淋巴细胞检测。如感染者愿意自费前往定点医院进行检测，应明确问询检测时间和结果，并录入"个案随访表"和网络系统。

② 配偶/固定性伴检测。

在随访的同时，随访责任人还应动员感染者的配偶/固定性伴（如有的话）在社区卫生服务中心 HIV 快检点或其他检测机构进行 HIV 抗体检测，建议其每年至少检测 1 次，该检测结果同样需要跟踪，并将信息及时录入最近一次的"个案随访表"中。

③ 结核病筛查。

随访责任人每次随访时须完成随访表中的结核病症状筛查，并告知感染者每年可在社区卫生服务中心或相关医疗机构进行一次肺结核病胸片或 CT 筛查或痰检，结核病筛查相关信息需要录入最近一次的"个案随访表"。

注：结核病筛查结果填写的标准格式如下。

胸片和 CT（阳性或阴性）标注为 CXR +/CXR-，须有检测单位和检测日期。

痰培养和痰涂片（阳性或阴性）标注为 SS +/SS-，须有检测单位和检测日期。

感染者每年可以凭胸片、CT 或痰液筛查结果的纸质报告单、发票和本人本地银行卡到社区办理报销手续，报销金额不超过 100 元，发票背面须注明"今收到胸片/CT/痰检报销费×××元"以及感染者签名和报销日期，并填写"浦东新区疾病预防控制中心项目经费支出表"（附表 6-5），连同发票和纸质报告单交至区疾控中心艾性科。

④ 转介抗病毒治疗。

当得知感染者符合本市免费治疗的政策后，社区卫生服务中心应及时通知感染者到区疾控中心办理抗病毒治疗证，并嘱其带好相关办证材料。

a. 办理抗病毒治疗证的相关材料及办证地点和时间如下。

本区户籍所需材料：户口本、身份证、一寸照片 1 张。

非本市户籍所需材料：有效期内的本区居住证/居住登记凭证等证明、身份证、一寸照片 1 张。

办证地点：浦东新区疾控中心艾性科（上海市浦东新区张杨路 3039 号 104 室）。

办证时间：周二、周四的 9：00—11：00 和 13：00—16：00。

b. 换证的相关材料及换证时间和地点如下。

本社区户籍所需材料：户口本、身份证、一寸照片 1 张、旧证。

非本市户籍所需材料：有效期内的本社区居住证/居住登记凭证等证明、身份证、一寸照片 1 张、旧证。

换证地点：所属社区卫生服务中心。

办证时间：各社区自定，各社区联系电话详见"浦东新区艾滋病社区快检点时间安排表"（附表6-6）。

⑤ 艾滋病咨询和健康教育。

随访责任人在与艾滋病病毒感染者沟通时，应宣教如何正确认识和应对感染艾滋病病毒后的身体、心理、社会生活等方面的变化，促进其建立积极的生活态度和行动计划，督促其逐步建立有利于改善身体和生活状况的行为习惯，并进行高危行为评估、安全性行为教育、安全套的发放等。同时，在解答感染者的相关咨询时，应尽量涉及中国和本市的艾滋病防治政策和法律、艾滋病传播及阻断方式、艾滋病抗病毒治疗相关知识、艾滋病随访管理要求、抗病毒治疗准入条件及依从性评估和教育等内容。

⑥ 关怀与救助。

社区卫生服务中心应为感染者提供生活救助、医疗服务和关怀。随访责任人应告知感染者其所享受的艾滋病相关的权利和应尽的义务，主动为感染者提供当地开展抗病毒治疗的医疗机构地址和联系方式、开展母婴阻断的检测机构地址和联系方式、美沙酮门诊地址和联系方式，对生活困难的感染者及遗孤，应及时协助街道、民政、社保、教育等有关部门根据有关规定为其提供必要的帮助。

3. 随访管理变更

（1）随访管理归属原则。

本市户籍艾滋病病毒感染者由户籍所在地的社区卫生服务中心随访管理。对于人户分离者，如果感染者愿意由其所居住辖区的社区卫生服务中心管理，则由其户籍所在地的社区随访管理责任人向居住辖区的社区卫生服务中心告知情况并提出申请，居住辖区的社区卫生服务中心接到申请后都应接收感染者。

持有有效期内的上海市居住证或居住登记凭证等证明的非本市户籍艾滋病病毒感染者，能纳入本区艾滋病随访管理体系，并由居住证颁发街道所在的社区卫生服务中心随访管理。

对于未持有有效期内的上海市居住证或居住登记凭证等证明的非本市户籍艾滋病病毒感染者，社区卫生服务中心应督促其尽快办理或者劝说其回到户籍所在地进行随访管理。

（2）随访管理变更流程。

随访管理变更具体操作由区疾控中心进行统筹管理，如社区卫生服务中心有感染者的随访管理变更需求应及时与区疾控中心沟通。随访管理变更主要有以下两种情况。

① 病例转出。

社区卫生服务中心随访人员在随访中发现感染者现住址需要变更时，应做好记录，如发现该病例为区内转出，应及时与对方社区随访责任人取得联系，达成一致后，填写"_____社区____月上海市内转出病例一览表"（附表6-7），每月3日前交至区疾控中心分中心，由分中心统一修改处理；如发现该病例为跨区转出，应填写"_____社区____月上海市内转出病例一览表"（附表6-7），每月3日前交至区疾控中心分中心统一汇总；如发现该病例为跨省市转出，应填写"_____社区____月外省市转出病例一览表"（附表6-8），每月3日前交至区疾控中心分中心统一汇总，并由区疾控中心艾性科经联系后再进行转出。

感染者在社区卫生服务中心的转出信息经核实后，若有误，仍转回原社区卫生服务中心。

② 病例转入。

社区卫生服务中心随访人员在随访过程中发现不是本社区管理的感染者时，要第一时间电话核实详细情况。如核实结果确实为本区户籍或持有有效期内的本区居住证/居住登记凭证等证明的外省市户籍感染者，应通知其带好相关证件及确证报告到区疾控中心艾性科建档，办理治疗手续或治疗转入手续；如核实结果为感染者不属于本区管理，应及时反馈给区疾控中心艾性科处理。

对于符合转入条件的感染者，区疾控中心接收备案建档后添加1次随访表，则表示已接收该病例。社区随访人员应及时与感染者取得联系，并开展后续随访工作。

4. 病程更改

随访人员在随访过程中遇到 $CD4^+T$ 淋巴细胞 $<200/\mu L$ 或机会性感染等情况时，病程阶段为艾滋病病毒（HIV）感染者的需要改为艾滋病（AIDS）患者，此时 CD4 检测日期按实际情况填写，"个案随访表"中的"艾滋病确诊日期"和"随访日期"、"传染病报告卡"中的"诊断日期"和"填卡日期"均填写网上录入当天的日期。若"随访日期"超过随访间隔的时限，则多添加1份随访表。

二、二、三级医院

二、三级医院目前不承担随访综合管理职责。

三、疾控中心

（一）维护和管理账号

疾控中心负责全区个人数字证书（U盾）的审核、维护和管理。

（二）病例发现和报告

疾控中心 VCT 门诊发现艾滋病病毒（HIV）感染者后，应在 24 小时内进行网络传报及感染者流调告知。

（三）随访综合管理

疾控中心负责统筹管理，开展培训，定期指导与督导，完成相关业务的信息汇总处理，及时解决社区卫生服务中心的随访责任人在随访中碰到的疑难情况。

第三节 工作指标与要求

一、社区卫生服务中心

区疾控中心根据《上海市艾滋病性病防治主要措施考评方案》中病例发现报告和

随访综合管理工作的相关指标要求对各社区卫生服务中心进行考核。

（一）病例发现报告

1. 新报告病例阳性告知及时完成率（%）

定义：对于由本区县新发现并报告的艾滋病病毒感染者和艾滋病患者，在 5 个工作日内完成阳性告知，并签署"HIV 抗体阳性告知书"的比例。

分子：当年 1 月 1 日至当年 9 月 30 日，分母的人数中实际按时完成阳性告知的病例数。

分母：当年 1 月 1 日至当年 9 月 30 日，经由本区县新发现并报告的艾滋病病毒感染者和艾滋病患者的总人数。

考核标准：按年度统计，截至当年 9 月 30 日，比例达到 100%。

2. 新报告病例首次流行病学调查/首次随访及时完成率（%）

定义：本区县新发现并报告的艾滋病病毒感染者和艾滋病患者，在 5 个工作日内完成首次流行病学调查以及首次随访工作，完成撰写流行病学调查报告，填写"个案随访表"，10 个工作日内通过艾滋病专用网络将随访表录入专报网的比例。

分子：当年 1 月 1 日至当年 9 月 30 日，分母的人数中实际按时完成首次流行病学调查/首次随访的病例数。

分母：当年 1 月 1 日至当年 9 月 30 日，由本区县新发现并报告的艾滋病病毒感染者和艾滋病患者的总人数。

考核标准：按年度统计，截至当年 9 月 30 日，比例达到 100%。

（二）随访综合管理

1. 艾滋病病毒感染者和艾滋病患者医学随访及时率（%）

定义：当年存活的艾滋病病毒感染者和艾滋病患者中，实际接受医学随访的比例。

分子：当年 1 月 1 日至当年 9 月 30 日，分母的人数中实际接受医学随访的人数。

分母：当年 1 月 1 日至当年 9 月 30 日，存活的艾滋病病毒感染者和艾滋病患者中应进行医学随访的人数。

考核标准：按季度统计，当季度最后一月报告的艾滋病病毒感染者和艾滋病患者不纳入统计范围。截至当年 9 月 30 日，比例达到 100%。

2. 个案随访表纸质填写与专报网录入一致率（%）

定义：艾滋病病毒感染者和艾滋病患者的个案随访表纸质填写与专报网录入信息一致的比例。

分子：抽取的个案随访表与专报网上录入信息一致的数目。

分母：抽取一定比例的艾滋病病毒感染者和艾滋病患者的个案随访表数目。

考核标准：按季度统计，截至当年 9 月 30 日，比例达到 100%。

3. 艾滋病病毒感染者和艾滋病患者随访 CD4 检测比例（%）

定义：当年存活的艾滋病病毒感染者和艾滋病患者中，实际随访且接受 CD4 检测的比例。

分子：当年1月1日至当年9月30日，分母的人数中实际进行CD4检测的人数。

分母：当年1月1日至当年9月30日，存活的艾滋病病毒感染者和艾滋病患者中实际随访到的人数。

考核标准：按季度统计，当季度最后一月报告的艾滋病病毒感染者和艾滋病患者不纳入统计范围。截至当年9月30日，比例达到95%。

4. 艾滋病病毒感染者和艾滋病患者的配偶/固定性伴HIV抗体检测率（%）

定义：艾滋病病毒感染者和艾滋病患者的配偶/固定性伴在本年实际进行HIV抗体检测的比例。

分子：当年1月1日至当年9月30日，分母中进行HIV抗体检测的人数。

分母：新发现病例及既往发现病例之和。

（1）新发现病例：当年1月1日至当年9月30日，新发现艾滋病病毒感染者和艾滋病患者（不包括既往艾滋病病毒感染者在本年转化为艾滋病患者的病例）的配偶/固定性伴的人数。

（2）既往发现病例：在上一年内随访到且当年1月1日至当年9月30日期间内依然存活的艾滋病病毒感染者和艾滋病患者中，其配偶/固定性伴在上一年最后一次随访中HIV抗体检测结果为阴性、不确定或未检测的人数。

考核标准：按季度统计，截至当年9月30日，比例达到95%。

5. 艾滋病病毒感染者和艾滋病患者接受结核病检查的比例（%）

定义：当年新报告的艾滋病病毒感染者和艾滋病患者，以及既往报告的可随访到的艾滋病病毒感染者和艾滋病患者中，完成结核病问卷筛查和检查服务的比例。

分子：当年1月1日至当年9月30日，新报告的艾滋病病毒感染者和艾滋病患者，以及既往报告的可随访到的艾滋病病毒感染者和艾滋病患者中，当年至少接受1次结核病可疑症状问卷筛查的人数。

分母：当年1月1日至当年9月30日，新报告的艾滋病病毒感染者和艾滋病患者，以及既往报告的可随访到的艾滋病病毒感染者和艾滋病患者的总人数。

考核标准：按季度统计，当季度最后一月报告的艾滋病病毒感染者和艾滋病患者不纳入统计范围。截至当年9月30日，比例达到95%。

6. 符合治疗标准的艾滋病病毒感染者和艾滋病患者抗病毒治疗转介率（%）

定义：符合治疗标准的艾滋病病毒感染者和艾滋病患者中，转介至区疾控中心开展抗病毒治疗办证的比例。

分子：当年1月1日至当年9月30日，分母中实际转介至区疾控中心开展抗病毒治疗办证的人数。

分母：当年1月1日至当年9月30日，符合治疗标准的艾滋病病毒感染者和艾滋病患者的总人数。

考核标准：按季度统计，截至当年9月30日，比例达到90%。

二、二、三级医院

鉴于二、三级医院主要承担艾滋病病毒感染者和艾滋病患者的发现与疫情网络传报工作,并不承担随访综合管理相关工作,因此本节不做详述。疫情传报工作相关要求和指标见本书第五章相关内容。

三、疾控中心

疾控中心须对社区艾滋病病毒感染者和艾滋病患者的随访管理工作每季度督导1次,并及时撰写督导小结,反馈督导结果;负责区疾控中心VCT咨询检测发现的艾滋病病毒感染者和艾滋病患者的疫情网络传报工作及部分患者流调告知;每月15日前对社区上报的转入、转出病例完成办理。疫情传报工作相关要求和指标见本书第五章相关内容。

第四节 知识与问答

一、HIV感染者随访管理工作中需要注意的事项有哪些?

(1)注意保护HIV感染者的隐私。随访责任人应注意感染者登记一览表的信息保密,在联系感染者时,应在一个相对私密的房间进行(如HIV快检点办公室),应配备专门的直线电话以方便感染者回拨,避免其他医务人员接听感染者电话,导致对方的不信任。感染者的纸质档案均须放置在带锁的储物柜中,钥匙由随访责任人妥善保管;感染者的电子信息一览表同样须设置密码,并且不可放置在电脑桌面上。

(2)电话随访回答问题时应保持平和的心态。在感染者的日常电话随访过程中,随访责任人会被问及各种各样的问题,这些问题映射着不同人群迥异的生活状况与心态,偶尔还会夹杂一些社会矛盾,随访责任人应以良好的职业素养、充分的知识储备、机智的临场应变,做到有时解决问题、时常倾听诉说、总是给予安慰、不要道德评判。

二、什么是CD4检测,为什么要做CD4检测?

CD4细胞是人体免疫系统中一种重要免疫细胞——T淋巴细胞($CD3^+$)中的辅助/诱导T淋巴细胞($CD3^+CD4^+$),也是艾滋病病毒主要攻击的对象,所以其检测结果对艾滋病治疗效果的判断和对感染者免疫功能的判断有重要作用。正常成人的CD4细胞计数参考值为每微升500~1 600个,艾滋病病毒感染者的CD4细胞计数会出现进行性或不规则性下降,标志着免疫系统受到严重损害。当CD4细胞计数小于每微升200个时,人体可能发生多种机会性感染或肿瘤。艾滋病病毒感染者进行抗病毒治疗后,CD4细胞计数会逐渐回升。

定期进行CD4检测有助于了解自身现有的免疫状况,检测结果亦可以从侧面反映病情的严重程度。如果已经进行 HIV 抗病毒治疗，也需要定期检测 CD4。CD4 细胞计数上升的幅度反映了感染者免疫力的恢复状况，是评价治疗效果的重要指标。

三、CD4 和 CD8 的百分比哪个更重要？

主要参考 CD4 绝对值和 CD4/CD8 比值，最重要的是 CD4 绝对值的变化情况。CD4 绝对值只要持续上升就是好事情。从经验上看，CD4 绝对值发生 30% 内波动是正常情况，偶尔有轻微的下降也不用太过担心。但需要警惕的是，CD4 绝对值大幅度下降或者持续下降时，患者需要马上寻求临床医生帮助，查找原因。CD4/CD8 比值相对稳定，参考范围为 1.4~2.0。HIV 机会性感染的发生频率与 CD4 绝对值和 CD4/CD8 比值有着非常密切的关系，如果 CD4 绝对值小于 200 且 CD4/CD8 比值小于 0.20，则 HIV 机会性感染的发生概率会明显增加。

四、为什么服用 HIV 抗病毒药物要定时定量？

定时定量服药主要为了保证血中药物的浓度维持在一定水平，以控制病毒的复制。一旦漏服，血中药物浓度过低，就可能导致病毒大量复制，所以定时定量服药很重要。药物依从性就是遵照医嘱每天定时定量服药，不错服，不漏服，这对治疗效果具有决定性的作用。

如果偶尔漏服一两次，有可能导致病毒反弹；如果经常性漏服或者不按时服药，会有出现耐药性的危险。

漏服时间小于 2 小时者，应尽快补服；漏服时间大于 2 小时者，无须补服，下次按原定时间及剂量服用即可。

五、一种药物组合能维持治疗多久？耐药有哪几种情况？

一种药物组合能维持治疗的时间主要取决于服药依从性，如果依从性好，该组合就可以长期使用。

临床上耐药主要有以下三种情况：

（1）原发性耐药，指从未接受过抗病毒药物治疗的艾滋病患者，其体内 HIV 毒株已经对抗病毒药物耐药，一般是由耐药 HIV 传播引起的。

（2）诱导型耐药，这与 HIV 在宿主体内的复制和感染特征有关。在接受联合用药的感染者中，只有当 HIV 能够持续复制，而且现有的抗病毒药物水平不能完全阻止 HIV 复制，但对耐药突变又可以发挥阳性选择作用时，耐药的毒株才会逐渐出现。定时定量服药可以确保 HIV 停止复制，不易产生耐药。

（3）交叉耐药，指由一种药物所选择的耐药突变导致 HIV 对从未使用过的一种或者多种药物产生的耐药。值得注意的是，感染者之间发生无保护性行为时，有可能产生交叉耐药。

六、为什么按时服药后 CD4 的恢复仍然很慢？

CD4 在不断地恢复就已经是很好的现象了。CD4 恢复慢可能是因为有的感染者的 CD4 绝对值本身就比较低，其值上升 10 可能相当于别人上升 30。所以，单纯看 CD4 的绝对值并不能了解全部情况，还要参考本底值、CD4/CD8 比值和病毒载量等。

七、为什么要做结核病筛查，做了如何报销？结核病如何治疗？

HIV 感染者因为免疫力下降，比正常人更容易感染结核分枝杆菌。有关资料报道，HIV 感染者中约四分之一的人会并发结核病。HIV 感染者感染结核分枝杆菌后，结核病的发病率是正常人的 30 倍，常常造成严重的机体损伤甚至死亡。因此，HIV 感染者做结核病筛查很有必要。

结核病筛查方法简单，只需要进行胸部 X 光检测即可完成。国家对自费进行结核病筛查的感染者实行报销补贴。感染者可以凭胸片或 CT 筛查结果的纸质报告单、发票和本人本地银行卡到社区办理报销手续，每年报销金额不超过 100 元。

若不幸被诊断出（或疑似）结核病，可到上海市公共卫生临床中心进行诊治。因为结核病与艾滋病双重感染后病情复杂，治疗困难，艾滋病定点医院的医生可以更好地对症施治。

八、尽管 CD4 还没有很低，为什么推荐尽早治疗？

HIV 感染者较早开始抗病毒治疗可以大大减少机会性感染发生和 HIV 相关死亡，延长感染者寿命。同时，较早治疗还可以减少病毒传播，因为治疗降低了感染者体内病毒水平。有文献报道，尽早治疗可使 HIV 感染他人的概率减少 96%。如果 HIV 感染者治疗依从性不高，可能出现病毒耐药的情况。

我区 HIV 感染者在管病例中，大部分及早治疗的病例都能在半年到 1 年内达到较好疗效，CD4 绝对值逐步回升至正常人水平，而推迟治疗或者不治疗的感染者，由于病毒已经对机体造成较大损伤，治疗效果也较差，CD4 绝对值很难恢复到正常人水平，所以 HIV 感染者应尽早治疗。

九、动员配偶检测有什么技巧？

在动员配偶检测方面，没有特殊技巧，平时随访中多关心感染者，多沟通，取得感染者的信任是最重要的。

若配偶知晓病情，可从感染者的角度劝说，家属是感染者最爱的人，对待配偶要本着负责的态度，并且告知感染者检测的地方会做好保密措施，解除其后顾之忧。

若配偶不知晓病情，应多与感染者沟通，结合感染者本人的家庭情况，强调告知配偶是应尽的法律义务，并强调不告知配偶可能造成的危害，在感染者愿意的情况下鼓励感染者在合适的时机告诉配偶，取得配偶的支持，及早检测，以防止病毒的传播。

十、HIV 感染者是否可以正常结婚与生育？

《艾滋病防治条例》保护 HIV 感染者享有正常的婚育权利，但一定要在配偶知情同意的情况下进行。在医学方面，抗病毒治疗以及母婴阻断技术的应用，可以极大程度地避免艾滋病病毒传播给配偶以及胎儿。

但要切记，HIV 感染者若有生育打算，一定要前往上海市公共卫生临床中心进行咨询，由专业医师进行评估以及制订阻断方案。

十一、服用 HIV 抗病毒药物后有哪些副反应，该如何应对？

最常见的 HIV 抗病毒药物有四种：拉米夫定（3TC）、替诺福韦（TDF）、依非韦伦（EFV）和齐多夫定（AZT）。另外还有两种药物，使用较少，分别是奈韦拉平（NVP）和利托那韦/拉替拉韦合剂（俗称克力芝，简称 LPV）。

HIV 抗病毒药物的轻度副反应主要有胃肠道不适、头晕、多梦、腹泻和轻微皮肤红疹等。医生要嘱咐病人适当忍耐，不可停药，在 1~3 个月后副作用会逐渐消退。

HIV 抗病毒药物的严重副反应为过敏类反应，如全身大面积皮疹、水疱、药疹、肝功能严重损伤等，这些副反应一旦出现，患者应立即前往上海市公共卫生临床中心就诊，由专业医师进行处理。

HIV 抗病毒药物的常见不良反应及处理方法可以参考"常见抗病毒药物不良反应和推荐处理方法"（附件 6-8），严重不良反应及处理方法可以参考"严重抗病毒药物不良反应和推荐处理方法"（附件 6-9）。

十二、如何办理上海市长期居住证/居住登记凭证？

因每个人情况不同，每个街道政策不同，办理上海市长期居住证/居住登记凭证也存在差异。随访医生不可代做决断，可嘱咐感染者致电或前往所在街道的社区事务受理中心或居委会等机构问询详细情况。

十三、HIV 感染者如何申请贫困补助？

贫困补助归当地街镇或民政部门管理。医生可嘱咐 HIV 感染者自行问询相关机构，如需要疾病证明，应以"HIV 抗体检测确证阳性报告"为准；如需要另外开具疾病证明，应持相关公函到区疾控中心开具。

十四、HIV 感染者的家属在日常生活中有哪些注意事项？

一般的生活起居无须特别注意。如果感染者不慎有出血等情况，家属要防止因为自己的皮肤破损而被感染，此时可使用医用酒精进行擦拭消毒并及时包扎止血。性生活时一定要全程戴安全套，切记性生活是艾滋病的重要传播途径之一。

十五、HIV 感染者在正常生活中有哪些注意事项？

艾滋病病毒感染者由于机体免疫力下降，应保证高能量、高蛋白饮食，多吃新鲜蔬菜和水果，注意食物种类多样化，定时进餐，不可暴饮暴食，避免食用酸、辣等刺激性食物，尤其夏秋季要注意饮食卫生，防止发生胃肠道疾病。

研究显示，酒精会增加艾滋病病毒发生变异的概率，可能会影响治疗效果，加重病情。吸烟损伤呼吸道，使得各种呼吸道传染病的风险升高。因此，艾滋病病毒感染者应戒烟戒酒。

另外，艾滋病病毒感染者可进行适量的体育锻炼，以强健体魄，但也要注意锻炼不可过度，避免造成身体负荷过大。

最后，艾滋病病毒感染者可培养一些健康的兴趣爱好，保持乐观的生活态度和良好的情绪，不要因为感染病毒而郁郁寡欢，积极面对生活是战胜病魔的首要因素。

十六、如有其他机构工作人员（如禁毒社工）询问艾滋病病毒感染者的个人信息，如何应答？

如有其他机构工作人员询问艾滋病病毒感染者的个人信息，如禁毒社工怀疑吸毒者感染艾滋病病毒前来咨询核实，艾滋病工作人员应切记其工作是签署过保密协议的，任何情况都不能透露艾滋病病毒感染者的任何个人信息，也不要流露出认识这个人的状态，但可告知前来咨询人员能通过开具相关证明，到区疾控中心查阅此人信息。

第五节 相关文件及填写要求

上海市浦东新区艾滋病病毒感染者随访管理、治疗和关怀工作相关表格及填写要求见表6-1。

表 6-1 上海市浦东新区艾滋病病毒感染者随访管理、治疗和关怀工作相关表格及填写要求一览表

表格名称	上报时间	上交格式	备注
附表 6-1 岗前培训人员申请表	2月3日或7月3日前	电子版	交至区疾控中心分中心
附表 6-2 浦东新区艾滋病病毒（HIV）感染者/艾滋病（AIDS）患者死亡报告一览表	每月3日前	电子版	交至区疾控中心分中心
附表 6-3 _____社区 HIV 感染者随访一览表	每月3日前	电子版	交至区疾控中心分中心
附表 6-4 _____社区 CD4 检测送样单	CD4 检测前3天	电子版	交至区疾控中心分中心

续表

表格名称	上报时间	上交格式	备注
附表 6-5 浦东新区疾病预防控制中心项目经费支出表	实时	电子版	交至区疾控中心艾性科
附表 6-6 浦东新区艾滋病社区快检点时间安排表	—	—	—
附表 6-7 ＿＿＿＿社区＿＿＿月度上海市内转出病例一览表	每月 3 日前	电子版	交至区疾控中心分中心
附表 6-8 ＿＿＿＿社区＿＿＿月度外省市转出病例一览表	每月 3 日前	电子版	交至区疾控中心分中心

附件：

附件 6-1 艾滋病病毒（HIV）感染者/艾滋病（AIDS）患者随访责任及信息保密承诺书

附件 6-2 HIV 抗体阳性告知书

附件 6-3 HIV 感染者及艾滋病患者的注意事项

附件 6-4 结核病免费筛查告知单

附件 6-5 告知信息表

附件 6-6 个案随访表

附件 6-7 HIV 感染者的流行病学个案调查报告

附件 6-8 常见抗病毒药物不良反应和推荐处理方法

附件 6-9 严重抗病毒药物不良反应和推荐处理方法

（金樱枝、朱黎丹、汤琰、陶丽、黄淑贤、刘欣、李世宏）

附表 6-1 岗前培训人员申请表

单位名称	姓名	年龄	性别	学历	职称	是否艾性科

注：此表须于每年 2 月 3 日或 7 月 3 日前以电子档格式交至上海市浦东新区疾病预防控制中心分中心。

填表人：　　　　　　　　　　　　　　　　　　　　填表日期：

附表 6-2 浦东新区艾滋病病毒（HIV）感染者/艾滋病（AIDS）患者死亡报告一览表

姓名	性别	年龄	户籍		是否为AIDS	死亡日期（年/月/日）	死亡主要原因	上报日期（年/月/日）	既往报告			备注
			省份	县					HIV编号	报告省份	上报日期（年/月/日）	

注：此表须于每月 3 日前以电子档格式交至上海市浦东新区疾病预防控制中心分中心。

报告单位：　　　　　　报告人（签字）：　　　　　　　　　报告时间：

附表6-3　　　　社区HIV感染者随访一览表

累计编号	管理年份	责任人	管理对象姓名	联系方式	现管社区	性别	民族	身份证号	出生日期	年龄	户籍	病人来源	卡片编号	疾病状态	HIV确证日期	HIV确证编号	AIDS确诊日期

注：此表须于每月3日前以电子档格式交至上海市浦东新区疾病预防控制中心分中心。

附表 6-4 ＿＿＿＿＿＿社区 CD4 检测送样单

分中心	街道/社区	样品序号	姓名	联系电话	确证编号	性别	年龄	民族	可能感染途径	送样时间	备注

送样社区：   送样时间：

附表 6-5 浦东新区疾病预防控制中心项目经费支出表

年　　月　　日

姓名	工作内容及测算依据	账户信息				应发金额	应扣税额	实发金额
		联系电话	身份证号	卡号	开户行			
合计								
大写（人民币）：								

部门负责人：   经办人：

附表 6-6　浦东新区艾滋病社区快检点时间安排表

门诊机构	门诊地址	联系电话	工作时间
北蔡社区卫生服务中心	莲园路 271 号 2 号楼 2 楼	18121213601	周二、周四下午 1:00—3:00
曹路社区卫生服务中心	龚新路 470 号 155 室	13916979506	周三下午 12:30—15:30 周日上午 8:00—10:30
川沙社区卫生服务中心	川沙新镇绣川路 338 号 204 室	68392620-62040	周二、周四上午 8:30—10:30
大团社区卫生服务中心	永定南路 169 号 3 号楼 3307 室	58082599	周二、周四下午 1:00—3:00
东明社区卫生服务中心	环林东路 555 号 210 室	50633890	周二、周三上午 9:00—11:00
高东社区卫生服务中心	高东镇镇南路 100 号 1105 室	18116341581	周二、周四上午 8:00—10:30
高桥社区卫生服务中心	欧高路 128 号输液大厅 2 楼 VCT 门诊	17321282967	周二上午 8:00—10:00 周四下午 1:30—3:30
高行社区卫生服务中心	金高路 180 号门诊楼 5 楼 507 室	58446639 18301886692	周三上午 8:30—11:00 周三下午 1:30—3:30
航头社区卫生服务中心	航头社区卫生服务中心 2 号楼 3 楼	13918816434	周二、周四下午 12:30—15:00
合庆社区卫生服务中心	合庆镇前哨路 215 号	17317603362	周一、周三上午 8:00—11:00
沪东社区卫生服务中心	莱阳路 992 号 112 室	58827729	周二、周四下午 1:30—4:00
花木社区卫生服务中心	芳草路 231 号 1201 室	68457184	周二、周四下午 1:30—3:30
黄楼社区卫生服务中心	川周公路 6215 号 202 室	15301736008	周二上午 8:00—11:00 周五上午 8:00—11:00
惠南社区卫生服务中心	惠南镇观海路 259 号 A2036 室	68272119-8227	周四上午 8:00—10:00 周四下午 1:00—3:00
机场社区卫生服务中心	川南奉公路 3385 号住院部 2 楼	18202194327	周一、周三上午 8:00—11:00
江镇社区卫生服务中心	东亭路 762 号门诊 2 楼 227 室	17321165717	周三、周四上午 8:00—11:00
金桥社区卫生服务中心	佳林路 1028 号 1 号楼 101 室	18017579153	周三上午 8:00—11:00 周三下午 1:00—3:30

续表

门诊机构	门诊地址	联系电话	工作时间
金杨社区卫生服务中心	金杨路121号肠道门诊旁	50711730	周二、周四上午 8:00—11:00
康桥社区卫生服务中心	康弘路565号门诊1楼	18017397691	周四上午8:00—10:30 周四下午1:00—3:00
老港社区卫生服务中心	鑫盛路13号社区科2楼202室	58051175	周一、周三上午 8:30—11:00
联洋社区卫生服务中心	紫槐路120号1楼	58339772	周三上午8:30—10:30 周三下午1:30—3:30
凌桥社区卫生服务中心	江东路1236号1楼VCT诊室	18917847097	周三、周四下午 1:00—3:00
六灶社区卫生服务中心	川沙新镇六灶崇溪路120号	68160100	周一、周四下午 1:00—4:00
芦潮港社区卫生服务中心	潮和路280号A座203室	58289090-8052	周一、周三上午 8:30—10:30
陆家嘴社区卫生服务中心	乳山路235弄1号210室	58303066-671	周一、周五下午 1:30—4:00
南码头社区卫生服务中心	浦三路696号门诊3楼南侧	50866746	周二、周四下午 1:30—3:00
泥城社区卫生服务中心	泥城镇云汉璐588号A305室	20952830	周一、周三上午 8:00—10:30
浦兴社区卫生服务中心	归昌路250号4楼	68713987	周二、周四下午 1:30—3:30
三林康德社区卫生服务中心	和佳路17号3楼325室	20749039	周二、周四下午 1:00—3:00
三林社区卫生服务中心	三林路375号门房间旁边	50208986	周二、四下午 1:00—4:00
上钢社区卫生服务中心	昌里路360号后门停车场	18017399736	周一、周二下午 1:30—3:30
上海杨思医院	杨新东路28号2楼204-7	38755280	周二、四下午 2:00—4:00
书院社区卫生服务中心	新卫路6号3号楼2楼	58196995-851	周二、周四下午 1:00—3:30
孙桥社区卫生服务中心	孙桥横沔江路274号2楼206室	58570208-8022	每周二、四上午 8:00—10:00

续表

门诊机构	门诊地址	联系电话	工作时间
唐镇社区卫生服务中心	唐镇社区卫生服务中心东面3楼	58961101-8645	周二、周五下午 1:00—3:00
塘桥社区卫生服务中心	浦建路131号行政楼106室	58738315	周二上午8:00—10:00 周二下午1:00—3:00
万祥社区卫生服务中心	万和路185号公共卫生科207室	58046086-8055	周一、周三上午 8:00—9:30
王港社区卫生服务中心	新雅路196号、北2楼爱心小屋	58582132 18721804906	周一、周三上午 8:00—11:00
潍坊社区卫生服务中心	崂山路639号4号楼VCT咨询室	58204665-8017	周二、周四下午 2:00—4:00
新场社区卫生服务中心	新场镇牌楼西路58号健康小屋	18017398940	周二、周四下午 1:00—3:00
宣桥社区卫生服务中心	沪南公路8719号病房3楼1304室	13601697309	周一、周三上午 8:00—10:00
洋泾社区卫生服务中心	灵山路885号428室	58524343-1413	周一、周三上午 8:00—11:00
迎博社区卫生服务中心	新浦路297号门诊1楼	61345199-1121	周二、周四下午 1:30—3:30
张江社区卫生服务中心	益江路458号门诊大楼2楼227室	33780711	周二、周四下午 1:00—3:00
周家渡社区卫生服务中心	昌里东路231号2楼	50907973	周一、周四下午 1:30—4:00
周浦社区卫生服务中心	沈梅东路163号防保科2楼	13918218196	周一、周二上午 8:00—11:00
祝桥社区卫生服务中心	川南奉公路5009号门诊3楼308室	58100323	周一、周四下午 1:00—3:30
上海市浦东新区疾病预防控制中心	张杨路3039号1楼104室	50342446	周二、周四上午 9:00—11:00 周二、周四下午 1:00—3:00 每月第三个周日下午 1:00—3:00

附表6-7 _____社区____月上海市内转出病例一览表

姓名	联系方式	现管社区	身份证号	HIV确证编号	转出原因	转出类别	转入详细地址	接收社区	是否与接收社区联系（本区内转填是或否）

附表6-8 _____社区____月外省市转出病例一览表

姓名	联系方式	现管社区	身份证号	HIV确证编号	治疗号	转出原因	转入地址	转入辖区CDC	转入治疗单位	转入辖区联系人	转入辖区联系电话

附件 6-1　艾滋病病毒（HIV）感染者/艾滋病（AIDS）患者随访责任及信息保密承诺书

根据《艾滋病防治条例》规定，为做好艾滋病病毒（HIV）感染者/艾滋病（AIDS）患者的综合管理工作，减少感染艾滋病病毒造成的伤害/艾滋病的进一步传播，及时、有效地为艾滋病病毒（HIV）感染者/艾滋病（AIDS）患者提供关怀、支持和服务，落实随访工作，在执行随访工作中，随访人员须履行以下职责：

1. 遵守国家艾滋病相关法律、法规，宣传国家艾滋病防治相关政策。
2. 参加随访责任人相关培训，掌握艾滋病随访相关信息和技能。
3. 按随访工作要求，及时完成辖区内新发现病例的阳性告知和流行病学调查/首次随访，如期完成"个案随访表"。
4. 督促并安排未接受抗病毒治疗的艾滋病病毒（HIV）感染者/艾滋病（AIDS）患者进行 $CD4^+T$ 淋巴细胞检测、结核病筛查、抗病毒治疗的转介及换证，建议其配偶/固定性伴定期进行检测。
5. 提供相关咨询和干预服务，包括艾滋病相关知识咨询，发放安全套，提供同伴教育、美沙酮药物维持治疗、母婴阻断等信息服务。

随访责任人未经艾滋病病毒（HIV）感染者/艾滋病（AIDS）患者本人或者其监护人同意不得公开艾滋病病毒（HIV）感染者/艾滋病（AISS）患者及其家属的姓名、住址、工作单位、肖像、病史资料以及其他可能推断出具体身份的信息。凡是含有上述信息的资料，须由专人保管，并采取必要的保密措施。

如随访人员泄漏艾滋病病毒（HIV）感染者/艾滋病（AIDS）患者信息导致其权利受损并造成不良后果，随访人员愿承担相应的法律责任。

随访责任人：
随访单位（盖章）：
年　　月　　日

附件 6-2　HIV 抗体阳性告知书

确认编号：　　　　　　　　　　　　　　　姓名：

你被上海市浦东新区疾病预防控制中心 HIV 确证实验室确认为 HIV-1 抗体阳性，也就是说你已感染了艾滋病病毒。尽管你目前只是感染者，尚无临床症状和体征，但你的血液、体液等含有艾滋病病毒，且具有传染性，因此必须告知你一些应该了解和掌握的知识。

艾滋病病毒传播途径主要有三个：性传播、血液传播和母婴传播。日常生活接触（如同桌吃饭、共用碗筷、共用马桶、握手、拥抱、蚊虫叮咬等）是不会传播艾滋病病毒的。

家里建议备一些消毒物品，如酒精等，一旦发生皮肤破裂出血现象，应立即用酒精棉球擦拭消毒。女性需要注意月经期的卫生消毒，换下的卫生巾和卫生纸切勿乱扔。

过性生活时，一定要正确使用安全套。用过的安全套应正确处理，切勿乱扔。

你和你的家属依法享有一切法律赋予的权利和社会福利，可以照常学习、工作、参加社会活动，但也应对社会承担义务和责任，若故意通过自己的行为将艾滋病病毒传播给他人，会被依法追究法律责任。

此外，你需服从疾病预防控制中心和社区卫生服务中心的医学管理，防止艾滋病病毒的传播，配合医生做好流行病学调查，包括可能的传播途径、方式、程度等，并接受每 3~6 月 1 次的随访。

对于你感染艾滋病病毒的情况，我们会予以保密。

上海市浦东新区疾病预防控制中心

被告知人签名：　　　　　　　　　　　　　告知人签名：

被告知日期：　　　年　　月　　日　　　　告知日期：　　　年　　月　　日

附件 6-3 HIV 感染者及艾滋病患者的注意事项

1. 首先需要的是稳定情绪，正确对待病情，建立积极的生活态度，缓解压力，降低工作强度，尽力获得来自家人、朋友的支持。

2. 艾滋病病毒的传播途径主要有性传播、血液传播、母婴传播，日常工作与家庭生活接触都不传播，比如共同吃饭、共用碗筷、共用马桶、握手、拥抱、蚊虫叮咬都不会传播。

3. 皮肤意外出血，可使用酒精棉球进行擦拭消毒。卫生巾、牙刷、剃须刀片等容易接触到血液的用品，应避免共用，妥善放置，切勿乱扔。

4. HIV 感染者及艾滋病患者的配偶以及性伙伴进行 HIV 筛查，若为阳性，则一同进行后续治疗与管理。且不论检测结果如何，往后每次性生活一定要正确使用安全套！

5. HIV 感染者及艾滋病患者由于机体的免疫力遭到艾滋病病毒的破坏，需要始终留意自身的健康状况，尤其是肺结核病相关症状，每年至少保证 1 次 X 光胸片筛查。如果出现咳嗽咳痰和其他感染症状，一定要及时与医生联系，并尽早进行治疗。

6. 由于艾滋病病毒主要攻击人体免疫系统中的 CD4 细胞，因此定期检测 CD4 细胞数值可以有效地了解病情进展状况。HIV 感染者及艾滋病患者须配合区疾控中心和社区卫生服务中心的随访以及治疗安排，医生也会为其定期安排 CD4 细胞的检测。

7. HIV 感染者及艾滋病患者及其家属依法享有法律赋予的权利以及社会福利，但也应对社会承担义务和责任，如有故意通过自己的行为将艾滋病病毒传播给他人的情况，将被依法追究法律责任。

8. 社区卫生服务中心将负责 HIV 感染者及艾滋病患者日后的管理与随访。每 3~6 个月社区医生会通过电话随访 1 次，询问 HIV 感染者及艾滋病患者的健康近况与治疗情况。接受随访的 HIV 感染者及艾滋病患者的联系方式如有变动，须及时告知管理医生。

9. 所有 HIV 感染者及艾滋病患者的感染情况，社区医生会予以保密。

上述信息如有变动，将另行告知。

如有疑问，可致电_____社区卫生服务中心，联系电话：_____

艾滋病治疗相关事项

1. HIV 感染者及艾滋病患者符合相关免费治疗标准后,社区医生将通知本人(或委托人)前来办理"抗病毒治疗证",办证时须带好如下证明(如有变动,另行通知)。

(1) 本区县户籍人员:身份证、本区县户口本、一寸照片 1 张。

(2) 非本市户籍人员:身份证、有效期内的本区县长期居住证/居住登记凭证等相关居住证明、一寸照片 1 张。

(3) 临床化验报告:如 CD4 细胞化验报告单、病毒载量化验报告单等。

(4) 如配偶为本地户籍,可提供结婚证、双方身份证、配偶户口本、一寸照片作为证明。

(5) 所有治疗相关手续如为代办,请被委托人带好本人身份证以及委托人身份证一并前来。

2. 备齐以上证明后,办证流程如下。

(1) 前往在管区疾控中心,由医生开具艾滋病病人转诊单。

(2) 携带转诊单和 HIV 抗体确证报告单,前往上海市公共卫生临床中心门诊部(上海市虹口区水电路 56 号)医技楼,挂号"感染一科"就诊。医生核实转诊单后会进行相关体检,并开具艾滋病治疗门诊病案。

(3) 将转诊单回执带回区疾控中心,随后办理国家免费抗病毒治疗证,之后便可到上海市公共卫生临床中心定期领药。

(4) 浦东新区疾控中心办证地址:上海市浦东新区张杨路 3039 号(104 VCT 室)

(5) 工作时间:周二、周四的上午 9:00—11:00 和下午 1:00—3:00

3. 国家免费治疗证有效期为一年。每年 3 月 31 日前,HIV 感染者及艾滋病患者可携带本人身份证及有效期内的本区县长期居住证/居住登记凭证等相关居住证明(非本市户籍适用)、旧证和一寸照片,前往在管社区卫生服务中心进行免费治疗证的更换。

4. 上海市的艾滋病就诊定点医院:上海市公共卫生临床中心,以后的相关治疗主要在定点医院进行,治疗方案以及药物相关知识将有临床医生详细告知。

上海市公共卫生临床中心门诊地址:上海市虹口区水电路 56 号(地铁 3、8 号线到虹口足球场站下)。

上海市公共卫生临床中心门诊时间:每周除周三、周日以外,均有门诊。

上海市公共卫生临床中心住院部地址:金山区漕廊公路 2901 号。

上海市公共卫生临床中心电话:021-37990333(金山区病房转 3222,金山区门诊转 7283)。

附件 6-4　结核病免费筛查告知单

　　结核病是严重危害人民身体健康的慢性传染病，至今仍是全球关注的严重公共卫生问题和社会问题。我国是世界上 22 个结核病高负担国家之一，患者数量居世界第二位，结核病已被国家列为重点控制的重大疾病之一。近 20 多年来，随着经济快速发展，人口流动的增加，不安全的输血以及部分人生活观念的转变使艾滋病在我国快速流行，感染率、病死率迅速升高。HIV 可使机体免疫系统进行性恶化，进而使 HIV 感染者罹患结核病的概率增加。

　　目前，结核病和艾滋病已经成为我国严重的公共卫生问题和社会问题。据有关报道，每年在 TB/HIV 双重感染者中有 10% 的人发展成结核病患者，有 50%~80% 的艾滋病（AIDS）患者最终因结核病死亡。

　　为了给 TB/HIV 双重感染的肺结核病人及时提供医疗救治服务，阻断其对家属及周围人群的传播，根据卫生部办公厅《关于在艾滋病病毒感染者和艾滋病（AIDS）患者中筛查结核病的通知》（卫办疾控发〔2005〕57 号）及原卫计委《关于在艾滋病病毒感染者和艾滋病（AIDS）病人中筛查结核病的通知》（沪卫疾控〔2005〕42 号）文件精神，在征得你同意后将组织开展免费的结核病筛查工作，免费检查的项目为"后前位胸片"一张。

　　筛查后如确诊为肺结核病，指定结核病定点医院将有专门医师、护士为你进行诊疗，并参照上海市肺结核病政府减免治疗实施细则进行相应费用的减免。各区疾病预防控制中心的专家将会对你进行全程督导管理、规范治疗，并定期进行随访观察。

　　为了你的利益，在整个筛查、诊断及治疗过程中，所有医护人员将遵守医师的职业道德，严格执行保密制度，以保障个人隐私。

上海市浦东新区疾病预防控制中心

被告知人签名：　　　　　　　　　　　　　告知人签名：

被告知日期：　　　年　　月　　日　　　　告知日期：　　　年　　月　　日

附件 6-5 告知信息表

患者基本情况

姓名：	职业：	学历：
婚姻状况：	伴侣检测情况：□是　□否　若是，最后一次检测时间： 　　　　　　　　　　　　　　　　最后一次检测结果：	
子女个数：	子女检测情况：□是　□否　若是，最后一次检测时间： 　　　　　　　　　　　　　　　　最后一次检测结果：	

居住证情况：	上海市长期居住证：□是　　　□否
现住址：	
户籍所在地：	

疾病史：
主诉：
因何检查：
如何感染：
男男性行为：□是　　□否　若是，性行为的角色为：□0　□0.5　□1
性伴类别：
检测史 最后一次检测阴性时间： 最近一次情况：
既往史 手术史：□是　　□否 吸毒史：□是　　□否 输血史：□是　　□否

性生活情况：（流行病学史）
性取向：□同性　　　□异性　　　□双性
伴侣数： 固定伴侣： 临时伴侣：
安全套使用情况： 最近三个月使用情况：
备注：

附件 6-6　个案随访表

卡片编号：☐☐☐☐☐☐☐☐☐☐☐☐☐☐☐☐☐☐

随访状态：☐随访（第＿＿＿次）（当前是否羁押：☐是　☐否）
　　　　　☐失访（原因：☐外出　☐拒绝随访　☐羁押　☐转入时地址不详　☐此次随访结束）
　　　　　☐查无此人（以后无需随访）

患者姓名：＿＿＿＿＿＿（患儿家长姓名：＿＿＿＿＿＿）　性别：☐男　☐女

身份证号：☐☐☐☐☐☐☐☐☐☐☐☐☐☐☐☐☐☐

联系电话：＿＿＿＿＿＿＿＿

现住地址（详填）：＿＿＿＿＿省＿＿＿＿＿市＿＿＿＿＿县＿＿＿＿＿乡（镇、街道）＿＿＿＿＿村
　　　　　　　　　＿＿＿＿＿（门牌号）

本次被诊断为 HIV 阳性以前是否还做过 HIV 检测：☐是　☐否（跳至下一栏）　　　　一个病例只
最后一次 HIV 检测为阴性的时间：＿＿＿＿年＿＿月　☐无 HIV 阴性检测史　　　　　需填写一次
第一次 HIV 检测为阳性的时间：＿＿＿＿年＿＿月
第一次 HIV 检测为阳性之前的 24 个月中做过 HIV 检测的次数：＿＿＿＿＿次

是否已死亡：☐是（死亡日期：＿＿＿＿年＿＿月＿＿日）　　　☐否（跳至下一栏）
死亡时病程阶段：☐艾滋病毒感染者　☐艾滋病患者
死亡地点（单选）：☐医疗机构　☐家中或赴医院途中　☐外地　☐其他地点＿＿＿＿＿　☐不详
死因信息收集来源（可多选）：☐住院记录　☐门诊记录　☐尸检报告　☐死亡医学证明书
　　　　　　　　　　　　　　☐出院记录　☐临床医生　☐乡/镇/村卫生院医生
　　　　　　　　　　　　　　☐患者家属或朋友　☐其他来源＿＿＿＿＿

主要死因：
　☐艾滋病相关疾病死亡　　　　　　　　　　　☐肺孢子菌肺炎（PCP）
　☐扩散性或肺外球孢子菌感染　　　　　　　　☐隐球菌病（隐球菌脑膜炎、肺外隐球菌病）
　☐组织胞浆菌病　　　　　　　　　　　　　　☐念珠菌感染（食管或肺、气管、支气管）
　☐巨细胞病毒感染（除肝、脾、淋巴结以外）　☐单纯疱疹病毒感染（口唇、生殖器或肛门直肠）
　☐任何内脏器官单纯疱疹病毒感染
　☐肺外结核病
　☐播散性非结核病分枝杆菌病（鸟分枝杆菌-堪萨斯分枝杆菌病）
　☐反复发生的细菌性肺炎　　　　　　　　　　☐反复发生的非伤寒沙门菌败血症
　☐弓形虫脑病　　　　　　　　　　　　　　　☐慢性隐孢子虫病（肠道，伴腹泻持续>1 个月）
　☐慢性等孢子虫病　　　　　　　　　　　　　☐非典型播散性利什曼病
　☐卡波西肉瘤　　　　　　　　　　　　　　　☐伯基特淋巴瘤
　☐其他非霍奇金淋巴瘤（脑或 B 细胞）　　　　☐霍奇金淋巴瘤
　☐多发性恶性肿瘤（转移性肿瘤，淋巴瘤无法诊断）
　☐侵润性子宫颈癌　　　　　　　　　　　　　☐其他艾滋病相关性肿瘤
　☐HIV 脑病（艾滋病相关性脑病或痴呆综合征 ADC）
　☐进行性多灶性脑白质病　　　　　　　　　　☐消瘦综合征
　☐急性艾滋病感染综合征　　　　　　　　　　☐淋巴组织间质性肺炎（多见于儿童）
　☐其他艾滋病相关特指疾病和综合症　　　　　☐艾滋病无关死亡
　☐心脑血管疾病　　　　　　　　　　　　　　☐恶性肿瘤
　☐呼吸系统疾病　　　　　　　　　　　　　　☐内分泌营养代谢疾病
　☐丙型或乙型肝炎　　　　　　　　　　　　　☐其他消化系统疾病
　☐其他艾滋病无关疾病死亡　　　　　　　　　☐自杀
　☐吸毒过量　　　　　　　　　　　　　　　　☐药物毒副反应

续表

□其他非疾病外因死亡（损伤等） □艾滋病抗病毒治疗药物毒副反应
□无法判定
（死亡个案随访到此结束）

过去6个月有无以下艾滋病相关临床表现（可多选）：
　□无不适临床表现　　　　　　　　　□原因不明发热持续1个月及以上
　□原因不明腹泻持续1个月及以上　　□最近3个月内体重下降10%以上
　□成人鹅口疮　　　　　　　　　　　□反复发作的单纯疱疹
　□半年内活动性肺结核病或/和肺外结核病　□咳嗽、咳痰持续1个月及以上
　□其他艾滋病相关性疾病_____

病程阶段：□艾滋病病毒感染者
　　　　　□艾滋病患者（艾滋病确诊日期：_____年___月___日）
自上次随访以来配偶/固定性伴变化情况：
　□既往有配偶/固定性伴，现无配偶/固定性伴　　□仍无配偶/固定性伴
　□既往有配偶/固定性伴且未变更　　　　　　　　□既往有配偶/固定性伴但已变更
　□既往无配偶/固定性伴，现有配偶/固定性伴
当前配偶/固定性伴感染状况：□未查/不详　□阴性　□阳性　□检测结果不确定
若已检测，检测日期_____年___月___日
若当前配偶/固定性伴感染状况为阳性，其卡片编号为：
□□□□□□□□□□□□□□□
子女检测状况：子女数_____（其中阳性_____人，阴性_____人，检测结果不确定_____人，未查/不详_____人）
现在是否同伴教育员：　　　　　　　　□是　　　　□否
过去3个月，是否每次发生性行为都用安全套：□是　　□否　　□未发生性行为
如果回答"否"，在最近3个月有_____人与您有过性行为？
过去3个月，是否每次与配偶/固定性伴发生性行为时都用安全套：□是　　□否
　　　　　　　　　　　　　　　　　　　　　　　　　　　　□未与配偶/固定性伴发生性行为
过去3个月，是否共用过注射器注射毒品：□是　　　□否　　□无注射吸毒行为
如果回答"是"，在最近3个月有_____人与您共用过注射器？
过去3个月，是否参加针具交换：□是　　　□否　　□无注射吸毒行为
如果回答"是"，在最近3个月交出针具_____支/换回针具_____支
目前是否接受社区美沙酮维持治疗：
　□是（社区美沙酮维持治疗编号：□□□□□□□□□□□）　□否
若为育龄妇女，目前为：　□孕期　　□产后　　□非以上2种情况
若在"孕期"或"产后"，在孕期、产时、产后是否为预防母婴传播服用抗病毒治疗药物？
　　　　　　　　　　　　　　　　　　　□是　　　　□否
过去6个月您或您的家庭是否获得过来自亲戚、朋友以外的其他组织或个人的关怀、支持和服务：
　宣传咨询（宣传材料、咨询服务）：□是（获得安全套_____个/获得宣传材料_____份）
　　　　　　　　　　　　　　　　　　□否
　药物提供（提供抗机会性感染药物）：□是　　　□否
　关怀救助（经济支持、生活帮助）：□是　　　□否

续表

本次随访是否出现以下结核病可疑筛查症状:					
咳嗽、咳痰持续 2 周以上:	□是	□否	反复咳出的痰中带血:	□是	□否
反复发热持续 2 周以上:	□是	□否	夜间经常出汗:	□是	□否
无法解释的体重明显下降:	□是	□否	经常容易疲劳或呼吸短促:	□是	□否
淋巴结肿大:	□是	□否			

过去 6 个月是否接受过结核病检查: □是（□肺结核病　□肺外结核病　□未患结核病　□结果不清楚）
　　　　　　　　　　　　　　　□否

目前是否接受国家免费艾滋病抗病毒治疗: □是（抗病毒治疗编号: □□□□□□□□□□□□□）
　　　　　　　　　　　　　　　　　　　□否

自上次随访以来，做过 $CD4^+$ 检测_____次（最近一次 $CD4^+$ 检测结果：_____个/μL；检测日期：_____年___月___日；检测单位_____）

随访执行单位: _____　随访责任人: _____　随访日期: _____年___月___日

备注:

附件6-7 浦东新区HIV感染者的流行病学个案调查报告

一、感染者基本情况

×××，男，××××年××月××日出生，××岁，××族，未婚/已婚，有配偶/离异/丧偶，文盲/小学/初中/高中/大专/大学/研究生，职业为××××。身份证号：××××××××××××××××××。户籍地址：××。现住址：上海市××。联系方式：×××××××××××。

二、发病就诊过程

感染者每年均至少检测1次HIV，上次检测时间为××××年××月××日。其于××××年××月××日至我区疾控中心VCT门诊进行HIV例行检测，初筛抗体阳性，继而××××年××月××日被我区疾控中心确诊。××××年××月××日，××社区卫生服务中心快检点责任医生对该感染者进行了确认报告发放、告知、流行病学调查。

三、实验室检测

HIV初筛：快速法，××××，初筛阳性。

HIV确诊：ELISA法，××××，呈阳性反应。

免疫印迹法：×××-，gp160、gp120、p66、p51、p55、gp41、p31、p39、p24、p17。

确认编号为：××××××××××。

四、其他疾病

×××

×××

五、流行病学接触史

感染者自述在三年前开始有男男性行为，在过去三年中（除最后一次），在与男性发生性行为时均使用了安全套，其间同时与其配偶有性生活，均未用安全套。确认HIV阳性前一个半月的最后一次男男性行为因安全套在使用过程中破裂，故没有坚持使用安全套。感染者确认无其他异性接触史、手术史、吸毒史、输血史等。

六、家庭成员检测情况

×××

×××

七、报告情况

网络传报卡编号：××××××-××××-××××

网络报告日期：××××-××-××

八、干预和处置

1. 进行了阳性告知，发放了宣传资料并进行了艾滋病相关知识的宣教。
2. 告知进行结核病筛查事宜。
3. 保持通信畅通，以便日常的随访管理。
4. 预约××××年××月××日进行CD4检测，以便尽快开始治疗。

九、结论和建议

1. 最可能的感染途径为：××××××。
2. 今后随访管理机构为：××社区卫生服务中心。

调查人：×××

调查单位：××社区卫生服务中心

调查日期：××××年××月××日

附件 6-8 常见抗病毒药物不良反应和推荐处理方法

不良反应	可能引起不良反应的药物	推荐处理方法
恶心、胃炎	绝大多数抗病毒药物，首先考虑齐多夫定	① 恶心呕吐给予抗呕吐剂和充足的水分。 ② 胃炎泛酸给予抑酸药或 H_2 受体拮抗剂。 ③ 一次只摄入少量食物或液体，避免高脂肪食物和过甜过辣的食物，建议清汤淡茶。
腹泻	绝大多数抗病毒药物，除了拉米夫定	① 给予止泻药并维持水电解质平衡。 ② 选择容易消化的食物。 ③ 一次只摄入少量食物，避免高脂肪食物、高纤维食物、奶制品。
头痛	齐多夫定	① 对乙酰氨基酚可缓解头痛。 ② 确保充分休息，避免咖啡因和酒精。
疲乏	绝大多数抗病毒药物，除了拉米夫定	① 保持充足的能量摄入，避免咖啡因和其他刺激物。 ② 注意休息保持体力。
轻度皮疹	依非韦仑、奈韦拉平	① 抗阻胺药物能缓解症状。 ② 避免阳光照射皮肤。 ③ 注意个人卫生。 ④ 使用滋润霜保持皮肤舒适。 ⑤ 穿着宽松棉质衣物。
噩梦、眩晕、抑郁	依非韦仑	① 睡前服用依非韦仑。 ② 空腹服药。 ③ 若影响睡眠，可将服药时间调整至早晨。 ④ 避免驾驶、高空作业等工作。
周围神经病变	齐多夫定	① 使用阿密曲替林、苯妥英钠或加巴喷丁可缓解症状。 ② 建议尽早告知医师，考虑调整治疗方案。
超敏反映	阿巴卡韦	若出现严重超敏反应，应立即停药并咨询专业医师对症治疗。

附件 6-9 严重抗病毒药物不良反应和推荐处理方法

不良反应	可能引起不良反应的药物	推荐处理方法
脂肪再分布	司他夫定、蛋白酶抑制剂	① 对体型的改变进行咨询。 ② 若有可能，考虑调整治疗方案，用其他药物替换司他夫定。
乳酸酸中毒	司他夫定（尤其是合用双去氧肌苷时）、双去氧肌苷、齐多夫定	① 早期发现很关键，如果疑似乳酸酸中毒，停止抗病毒治疗。 ② 有条件应检查血清乳酸浓度和（或）阴离子间隙，以明确代谢性酸中毒，或到指定医院找专家咨询。 ③ 妊娠、酗酒、肝炎者重新开始抗病毒治疗时换用替诺福韦。
抑郁、精神异常	依非韦伦	① 如果出现严重抑郁、自杀或精神异常等症状，应咨询精神科医师。 ② 如果出现对自己或他人的暴力倾向，用其他药物替换依非韦伦并咨询专业医师。
严重贫血，中性粒细胞减少	齐多夫定	① 如果 Hb 或 HCT 较基线值下降>25%或 Hb<70 g/L 和（或）中性粒细胞<0.75×10^9/L 时，考虑用替诺福韦替代齐多夫定，并追踪 Hb 检查直至升至正常值，必要时向上一级医师咨询。 ② 有条件可使用促红细胞生成素或输血。 ③ 可使用促粒细胞生成素。
严重皮疹	奈韦拉平	① 如果出现严重皮疹（全身性、脱皮、黏膜受累），停止所有抗病毒药物并进行监测，警惕发展为 Stevens-Johnson 综合征。 ② 抗组胺药物能减轻症状。 ③ 防止阳光照射皮肤，避免使用烈性皂类，穿着宽松棉制品服装。 ④ 症状消失后，考虑给予包含蛋白酶抑制剂或者 3 个核苷类逆转录酶抑制剂的抗病毒治疗方案。
肝毒性	依非韦伦、奈韦拉平	① 如果出现黄疸、肝压痛或右上腹痛，需要检查 ALT 和 AST。 ② 如果 ALT/AST 大于正常值 5 倍以上，停用所有抗病毒药物并到指定医院进行咨询。
肾毒性（肾小管功能不全）	替诺福韦	根据肾功能受损程度确定是否可以换用阿巴卡韦或齐多夫定。

第七章 艾滋病病毒职业暴露预防处置

第一节 概 述

血源性传播是艾滋病的传播方式之一，医疗机构是艾滋病血源性传播的高风险场所，医务人员在日常医疗活动中，要注意防范艾滋病的血源性传播。艾滋病病毒职业暴露是指医务人员、实验室人员、预防保健人员、公安警察及其他监管人员，在从事艾滋病防治及相关工作的过程中，意外地被含有艾滋病病毒的血液或体液污染了黏膜或破损的皮肤，或被含有艾滋病病毒的针头及其他锐器刺破皮肤，从而具有被艾滋病病毒感染的可能性的情况。

发生艾滋病病毒职业暴露的原因主要有医务人员对职业暴露的危险性认识不足，在艾滋病的诊疗过程中经验不足，以及一些不规范的操作习惯或者意外。国内外监测几十年发现，通过推广安全器具、规范诊疗操作、采取标准预防等措施可以大大降低艾滋病病毒职业暴露带来的风险和危害，保护职业人群身体健康。

避免艾滋病病毒职业暴露重在做好安全防护。医疗机构要提供一个安全的医疗服务环境，医务人员须采用合理的安全防护措施。发生艾滋病病毒职业暴露后，应立即处理伤口或污染处，并评估暴露源和暴露者的情况，选择适当的暴露后预防措施及心理干预等。

第二节 工作内容和步骤

一、社区卫生服务中心

（一）组织网络建设

各医疗机构应建立艾滋病病毒职业暴露防范体系，设立以医务科科长（或院感科科长）、实验室主任、艾滋病性病防治人员等组成的职业暴露处置小组，完善艾滋病病毒职业暴露检测报告相应的规章制度及工作流程，认真贯彻和组织医务人员学习《医务人员艾滋病病毒职业暴露防护工作指导原则》（试行）（附件7-1），从组织管理上做好预防工作。

(二) 注重日常实验室安全管理

1. 样品采集、运送和接受的安全技术要求

(1) 采集样品时应注意安全,直接接触艾滋病病毒(HIV)感染者或艾滋病(AIDS)患者的血液和体液的操作应戴双层手套,建议采用真空采血管及蝶形针具,避免直接接触血液。

(2) 实验室间传递的样品应为血清或血浆,除特殊情况外,实验室一般不运送全血。样品应置于带盖的试管内。试管上应有明显的标记,标明样品的编号或受检者姓名、种类和采集时间。随样品应附有送检单,送检单应与样品分开,不能混放。

(3) 将试管放入专用带盖的容器内,容器的材料要易于消毒处理。试管的周围应垫有缓冲吸水材料,以免试管碰碎。如果路程较远或气候炎热,应在 2~8 ℃ 条件下运送。用于抗体检测的样品可在短期内(≤ 48 h)室温运送。每一包装的体积不得超过 50 mL。感染性材料运送必须注意生物安全,做好有关记录。

(4) 含有感染性样品的包裹必须在具有处理感染源设备的实验室内由经过培训的工作人员打开。用后的包裹应进行消毒。

(5) 核对样品与送检单,检查样品管有无破损或溢漏。如发现溢漏应立即将尚存留的样品移出、对样品管和盛器消毒,同时还要报告有关领导和专家。

2. 实验室安全技术要求

(1) 建立安全制度。

① 实验室的设备、建筑和设施的安全性应通过专家的评审。

② 实验室建立安全标准操作程序。该程序应适用于现有的实验条件,并与实验室其他规章制度一致。

③ 无论是否发生意外事故,实验室每年都要对安全标准操作程序及其实施情况进行检查。

④ 实验室应制定意外事故处理预案,建立意外事故的登记和报告制度。

⑤ 实验室主任须按要求对突发事件和职业暴露事故进行调查、处理和报告。

(2) 人员管理和培训。

① 实验室主任应了解所有工作人员,在安排工作区域时,要根据工作人员的工作种类和所涉及的生物材料进行分配。实验室主任负责对实验室环境做安全检查。

② 新调入、外来合作、进修和学习的人员在进入实验室之前必须经过实验室主任的批准。非实验室人员和非实验室物品不得进入实验室。

③ 实验室严格执行工作人员年度采血检测 HIV 抗体和备案制度。工作人员血清应长期保留。

④ 所有工作人员必须经过 HIV 检测技术和实验室安全培训,包括上岗培训和复训,并接受实验室管理人员的监督。实验室的安全责任人要对工作和环境的安全负责。所有工作人员都有责任保护自己和他人的安全。

⑤ 必须告知新上岗人员实验室工作的潜在危险，进行安全教育，直至其有能力后方可安排其单独工作。

（3）个人保健。

① 皮肤的伤口应以防水敷料覆盖。

② 进入实验室前要摘除首饰，修剪长的、带刺的指甲。

③ 进入实验室应穿隔离衣，戴手套。若接触物传染危险性大，则应戴双层手套和防护眼镜。

④ 离开实验室前必须脱去隔离衣并洗手。

⑤ 严禁在艾滋病检测实验室内进食、饮水、吸烟和化妆。

（4）进出实验室的物品。

① 所有带入实验室的物品都应进行检查。含有测试样品的包裹应在安全柜或其他适当的装置内打开。

② 将 HIV 测试样品转送其他实验室时，应防止对人员和环境的污染。护送样品的人应明确接收地点和接收人。实验室负责人或其指定的人员应及时确认样品已送达指定的实验室，被转入安全位置并得到妥善处理。

③ 污染或可能造成污染的材料在带出实验室前应进行消毒。

④ 用于国际空运的样品要按照国际空运协会（IATA）的规则进行包装和标记，并提交相应的资料。

（5）减少利器的使用。

① 尽量避免在实验室使用针头、刀片等利器，如必须使用，在处理或清洗时应采取措施防止刺伤或划伤，并对用过的物品进行消毒处理。

② 最好不使用玻璃制品。

③ 尽量使用安全针具采血，如蝶形真空针、自毁性针具等，以降低直接接触血液和刺伤的危险性。用过的针头直接放入坚固的容器内，消毒后废弃。

（6）HIV 实验室常用物品的消毒方法。

① 废弃物缸：10%（V/V）次氯酸钠（含 10 000 ppm 有效氯）。

② 生物安全柜工作台面和仪器表面：75%乙醇。

③ 溢出物：10%（V/V）次氯酸钠。

④ 生物安全柜和实验室：甲醛蒸汽熏蒸。生物安全柜可用 25 mL 福尔马林（40%甲醛，V/V）和等量水混合后放在一个蒸发皿中，使其在密封的生物安全柜中蒸发，保持至少 6 小时，最好过夜。实验室可用福尔马林和水加热沸腾，其体积根据实验室的大小而定。

⑤ 污染的台面和器具：40%甲醛水溶液，也可以用过氧化氢或过氧乙酸。

3. 日常操作防范措施

（1）医务人员操作防范措施。

医务人员为已知 HIV 抗体阳性者实施手术时应戴 2 层手套，戴防护眼镜；为已知

HIV 抗体阳性者实施注射时应戴一次性手套。医务人员在医疗和护理过程中均应严格遵守操作规程和消毒隔离制度，谨慎操作，避免被针头或刀片等锐器刺破皮肤。

（2）公安人员防范措施。

公安人员在执行公务时，如面对的案犯是吸毒、卖淫、嫖娼等艾滋病高危对象，在抓捕时可能会发生流血事件，或者公安人员本人手部有伤口，建议戴一副一次性乳胶手套，再戴一副白色棉制手套。若公安人员其他部位有伤口，应注意包扎护创，避免破损的皮肤创面与对方的血液接触。

（3）暴露发生后的处置流程。

① 伤口应急处置。暴露发生后应在第一时间对伤口进行应急处置，越快越好。具体处理措施如下。

a. 皮肤针刺伤或切割伤：在伤口旁由近心端向远心端轻轻挤压，尽可能挤出损伤处的血液，再用肥皂水和流动水进行冲洗，并用适当的消毒剂消毒，如 75% 乙醇或 0.5% 聚维酮碘等其他皮肤消毒剂，最后包扎伤口。禁止进行伤口的局部挤压和吮吸。

b. 皮肤污染：用肥皂水冲洗污染部位，并用适当的消毒剂消毒，如 75% 乙醇或 0.5% 聚维酮碘等其他皮肤消毒剂。

c. 黏膜污染：用大量流动水或生理盐水彻底冲洗污染部位。

d. 衣物污染：尽快脱掉污染的衣物，进行消毒处理。

e. 污染物泼溅：发生小范围污染物泼溅事故时，应立即进行消毒处理。发生大范围污染物泼溅事故时，应立即通知相关领导和安全负责人到达事故现场查清情况，确定消毒的程序。

② 检测、报告及随访。

a. 医院发生暴露后，由所在医院提出申请对患者和操作伤害者做 HIV 快速检测，并对患者做相关流行病学调查，若排除患者是艾滋病病毒（HIV）感染者，则不必做 HIV 职业暴露处理。当实验室发生意外事故时，应立即进行紧急处理，并报告实验室负责人，根据具体情况采用相应的方法，如有可能尽量用四代试剂检测。

公安、监管场所干警在执行公务时，如果其和案犯双方有皮肤、黏膜破损，而且有血液接触，由所在部门提出申请对案犯和意外伤害者做 HIV 快速监测，若排除案犯是艾滋病病毒（HIV）感染者，则不必做 HIV 职业暴露处理。

b. 处置机构应当妥善保存暴露源样品、暴露者的暴露当日血液样品和随访期内阳转血液样品，必要时送调查机构保存备查。现场采集样品时应当至少有 2 名见证人，每份血液样品含全血 1 支、血浆 2 支（每支 1 mL 以上）。暴露源为病毒培养物标本的，每份标本应当有 2 支（每支 1 mL 以上）。样品送检单信息应当与"艾滋病病毒职业暴露人员个案登记表"（附表 7-1）一并提交。

c. 有 HIV 职业暴露发生时要立即填写"艾滋病病毒职业暴露人员个案登记表"（附表 7-1），并于 2 小时内上报区疾控中心。

d. 随访检测：HIV 暴露后基线、4 周、8 周、12 周、6 个月均应进行 HIV 检测。暴露者存在基础疾患或免疫功能低下，或产生抗体延迟等特殊情况的，随访期可延长至1年。暴露者一旦出现HIV急性期症状，不管在暴露后多长时间均应进行HIV检测，并根据暴露源感染情况，决定是否进行HBV、HCV、梅毒等检测。同时，也要做好药物毒性的监测和处理。一旦服药，应坚持全程28天服用，切勿随便停药。

e. 社区卫生服务中心须做好HIV职业暴露人员相关健康咨询及心理疏导工作。

f. 每年1月3日和7月3日，浦东新区所有医疗机构要对艾滋病防治工作人员职业暴露事故进行汇总，填写"艾滋病防治工作人员职业暴露事故汇总表"（附表7-2）报至区疾控中心艾性科。

二、二、三级医院

同社区卫生服务中心。

三、疾控中心

（一）接报

区疾控中心一旦接到艾滋病病毒职业暴露的报告，首先要做好相关记录，登记的主要内容有以下几条。

（1）事故发生的时间、地点及详细经过。

（2）暴露方式、受伤部位、伤口深浅、暴露程度。

（3）污染物种类（培养液、血液或其他体液）以及其中含有艾滋病病毒的情况。

（4）处理方法和经过，包括专家或领导赴现场指导和处理的情况。

（5）是否采用暴露后预防药物，若是，详细记录用药情况，包括首次用药时间、服药方案和毒副作用。

（6）随访检测的日期、项目和结果。

（二）调查处置

进一步深入了解相关情况，详细记录暴露发生的时间、地点及经过；暴露方式，损伤的具体部位、程度；接触物种类（培养液、血液或其他体液）和含有艾滋病病毒的情况；处理方法及处理经过（包括赴现场专家或领导活动）；是否采用暴露后预防药物，若是，详细记录用药情况、首次用药时间（暴露后几小时或几天）、药物毒副作用情况（包括肝肾功能化验结果）、用药的依从性状况。

（三）协助事故性质判定与评估

上海市公共卫生临床中心负责制定职业暴露级别，区疾控中心负责协助开展判定与评估的协调及沟通工作。暴露艾滋病病毒的潜在污染源包括血、血性体液、精液、阴道分泌物、脑脊液、胸膜液、腹水、心包液、滑膜液、羊水和组织或病毒培养液。

鉴于医务人员暴露后的感染率很低，而用药的毒副作用很大，所以区疾控中心应严格掌握用药的指征。

（四）安全事故的报告、检测和保密

区疾控中心和事故处理医疗机构应建立"艾滋病病毒职业暴露人员个案登记表"（附表7-1），对事故情况进行登记和保存，定期检测艾滋病病毒抗体并进行随访，将结果填写在"艾滋病职业暴露人员个案登记表"（附表7-1）内，收集汇总全区报表交至市疾控中心。

无论重大事故还是小型事故，区疾控中心对事故涉及的职业暴露者在整个处理过程中，均应注意做好保密工作，每一个得到信息的机构或个人均应严守秘密。

1. 重大事故

重大事故发生时，区疾控中心在紧急处理的同时须立即向主管领导和专家报告。事故发生单位须及时向有关艾滋病病毒职业暴露安全药品储备库（点）报告，储备库（点）负责人要立即联系当地有关专家根据暴露情况共同进行风险的评估，确定用药的必要性、预防药物和用药程序，并将处理情况向主管行政部门报告。

上海市疾控中心艾滋病病毒检测中心抽血检测暴露者的艾滋病病毒抗体（包括做快速试验），并将该血清留样备用。若暴露者以前已有艾滋病病毒抗体的检测结果，应加以记录。暴露后一年内要定期检测抗体，检测时间分别是暴露后0周、4周、8周、12周、6个月、12个月。

2. 小型事故

区疾控中心可在紧急处理后立即将事故情况和处理措施报告主管领导和有关专家，以及时发现处理中的疏忽之处，使处理尽量完善妥当。不进行暴露后预防性用药者，也要定期检测HIV抗体，检测时间同前。

第三节 工作指标与要求

一、社区卫生服务中心

（一）HIV职业暴露应急预案
根据工作方案及本院情况，制定院内HIV职业暴露应急处置预案。

（二）HIV职业暴露培训
每年至少开展1次全员培训，并做好培训记录。

（三）HIV职业暴露事件处置
HIV职业暴露事件的及时报告率和及时处置率达到100%，并按要求开展暴露调查、随访、干预及保密工作。

（四）资料整理
HIV职业暴露事件相关表格和处置过程的资料，均需要整理齐全，并及时将复印件（或扫描件）交至区疾控中心，同时在院内做好原始文件存档。

每半年上交1次HIV职业暴露事件汇总一览表。

二、二、三级医院

同社区卫生服务中心。

三、疾控中心

（一）HIV 职业暴露应急预案

根据工作方案及全区情况，制定区级 HIV 职业暴露应急处置预案。

（二）HIV 职业暴露培训

每年至少开展 1 次 HIV 职业暴露处置技巧培训，做好全区 HIV 职业暴露处置的培训指导工作，并做好培训记录。

（三）HIV 职业暴露事件处置及备档

对于本中心发生的 HIV 职业暴露事件，做到及时报告率达 100%，及时处置率达 100%，并按要求开展暴露调查、随访、干预及保密工作。

对于本辖区各级医疗机构发生的 HIV 职业暴露事件，做好指导、协调、上报、跟踪随访及备档工作。

第四节　知识与问答

一、HIV 职业暴露的危险性如何？

HIV 职业暴露后存在感染 HIV 的危险，但实际感染 HIV 的概率是很低的。有研究资料表明，医务人员被 HIV 污染的针头刺伤后，发生 HIV 感染的概率为 0.33%（20/6 135），黏膜表面暴露感染 HIV 的概率为 0.09%（1/1 143），该研究中 2 712 名无破损皮肤暴露者无一例发生 HIV 感染。

目前我国虽无职业暴露感染艾滋病的报道，但暴露事件屡有发生，尤其在医务和警务相关工作中。因此，HIV 职业暴露的感染概率很低，但是防范意识不能弱。

二、医务人员的 HIV 职业暴露常见于哪些情况？

医务人员因为诊断、治疗或护理病人，接触并暴露于 HIV 传染源的机会较多。以下是常见的暴露情况。

（1）外科或妇产科医生在给艾滋病病毒（HIV）感染者或艾滋病患者（AIDS）做手术时，被手术刀割伤或被缝合针刺伤。

（2）口腔医生在给艾滋病病毒（HIV）感染者或艾滋病（AIDS）患者拔牙或镶牙时，被病人的牙齿刮伤或被医疗器具损伤。

（3）护理人员在给艾滋病病毒（HIV）感染者或艾滋病（AIDS）患者抽血、注射时，被针头刺伤，或其伤口接触病人的血液、体液等。例如，国外曾报道有 2 名护士在护理艾滋病（AIDS）患者过程中，不小心被沾有病人血液的针头刺伤脚背皮肤，分别在刺伤后 27 天和 45 天出现 HIV 抗体阳性。

（4）血库或化验室的工作人员被带有 HIV 的针头或其他利器损伤，或有伤口的部位接触被 HIV 污染的血液、体液。

（5）尸检人员在给艾滋病病毒（HIV）感染者或艾滋病（AIDS）患者做尸检时，被手术刀割伤。

（6）血液透析人员的伤口接触艾滋病病毒（HIV）感染者或艾滋病（AIDS）患者的血液、体液。

（7）艾滋病病毒（HIV）感染者或艾滋病（AIDS）患者的血液、体液溅到医务人员的眼睛里。

三、上海哪家医院有 HIV 职业暴露预防性用药及评估？

上海市公共卫生临床中心开展 HIV 职业暴露预防性用药及评估等医疗服务。该中心的门诊部在上海市虹口区同心路 921 号，住院部在上海市金山区漕廊公路 2901 号。

四、HIV 职业暴露后预防性用药有哪些？注意事项有哪些？

（一）药物的选择

AZT 是唯一已被证实可以减少针头刺伤后导致艾滋病病毒感染可能性的药物，且现已证明 AZT 加 3TC 具有更强的抗病毒活性。3TC 的耐受性很好，一般不会增加预防性用药的毒副作用，AZT 加 3TC 的组合更具合理性。双汰芝就是含有 AZT 和 3TC 两种药物的联合制剂。

（二）推荐方案

HIV 职业暴露后预防性用药的推荐方案是至少使用两种药物。如果暴露程度严重，应使用 AZT + 3TC，再加一种蛋白酶抑制剂（PI），这样的组合具有更强的抗病毒活性，并且可以防止因污染源中的病毒对 AZT 或（和）3TC 耐药而发生的治疗失败。我国因获准的药物品种有限，目前可采用的基本用药程序是单用双汰芝，强化用药程序是用双汰芝的同时合并使用蛋白酶抑制剂。方案如下。

（1）基本用药程序：两种核苷类逆转录酶抑制剂，使用常规治疗剂量，连续服用 28 天。如双汰芝（AZT 与 3TC 联合制剂）300 mg/次，每日 2 次，连续服用 28 天。本程序适用于轻度低危暴露。

（2）强化用药程序：基本用药程序加一种蛋白酶抑制剂，如佳息患或利托那韦，均使用常规治疗剂量，每日 3 次，连续服用 28 天。本程序适用于严重暴露。

（三）用药时间及注意事项

（1）HIV 暴露后预防性用药的开始时间越早越好，最好在暴露发生后 1~2 小时之内，最晚不要超过 72 小时，推荐服药疗程为 4 周。已有动物实验研究显示，预防性用药的时间推迟 24~36 小时之后将无预防作用。但是，美国 CDC 仍推荐高危的 HIV 职业性暴露后 1~2 周仍可给予预防性用药，剂量和用药时间同前。

（2）育龄妇女在使用 AZT 作为预防性用药期间应避免或终止妊娠。动物实验表明，AZT 可使怀孕的小鼠增加患癌症的危险。在妊娠期间服用 3TC 和佳息患的安全性报告很少。

（3）每种药的详细用法和注意事项见药品说明书或咨询有关专家。

第五节　相关文件及填写要求

上海市浦东新区艾滋病病毒职业暴露预防处置工作相关表格及填写要求见表 7-1。

表 7-1　上海市浦东新区艾滋病防治病毒性病职业暴露预防处置工作相关表格及填写要求一览表

表格名称	上报时间	上交格式	备注
附表 7-1　艾滋病病毒职业暴露人员个案登记表	—	电子版（复印件或扫描件）	交至市疾控中心
附表 7-2　艾滋病防治工作人员职业暴露事故汇总表	1月5日、7月5日前	电子版	交至区疾控中心艾性科

附件：

附件 7-1　医务人员艾滋病病毒职业暴露防护工作指导原则（试行）

（辛辛、张勇、汤琰、金樱枝）

附表 7-1 艾滋病病毒职业暴露人员个案登记表

一、基本情况					
姓名		性别		年龄/工龄	/	职业	
工作单位			职称/职务		/
发生时间			发生地点		
暴露时从事何种防治活动					
是否接受过艾滋病安全操作培训			（1）是□　（2）否□		
二、暴露方式					
（一）接触暴露					
1. 皮肤（1）无破损□　（2）有破损□			2. 黏膜□		
3. 接触部位			4. 接触面积		cm²
5. 暴露量和时间		（1）量小、暴露时间短□　（2）量大、暴露时间长□			
6. 污染物来源		（1）血液□　（2）何种体液：　（3）其他：			
（二）针刺或锐器割伤					
1. 何种器械		（1）空心针□　（2）实心针□　（3）其他：□			
2. 损伤程度、危险度		（1）表皮擦伤、针刺　低危□ （2）伤口较深、器械上可见血液　高危□			
3. 污染物来源		（1）血液□　（2）含血体液□　（3）其他□			
（三）其他方式					
致伤方式	（1）抓伤□　（2）咬伤□　（3）其他□		破损、出血	（1）有□　（2）无□	
三、暴露源严重程度					
（一）实验室标本	1. 类型	（1）血液□　（2）何种体液：　（3）其他□			
	2. 病毒含量	（1）滴度低□　（2）滴度高□　（3）不详□			
	3. 其他情况：				
（二）来源于患者	患者姓名		性别		年龄		确诊时间	
	患者病情	（1）无症状 HIV 感染者□　（2）有症状，但不同于艾滋病□ （3）艾滋病期□				
	病毒载量			CD4 细胞计数		
备注：					

续表

四、暴露后紧急处理

（一）皮肤	1. 清水冲洗□	2. 是否用肥皂 （1）是□ （2）否□
	3. 是否挤出伤处血液 （1）是□ （2）否□	4. 消毒药物：
	5. 冲洗时间　　　　min	
（二）黏膜	1. 生理盐水冲洗□	2. 清水冲洗□
	3. 其他液体：	4. 冲洗时间　　　　min

备注：

五、评估

（一）暴露级别	（1）1级暴露□	（2）2级暴露□	（3）3级暴露□
（二）暴露源头严重程度	（1）轻度□	（2）重度□	（3）不明□
评估人			

六、暴露后预防性治疗方案

1. 是否需要预防性药物 （1）是□ （2）否□

2. 用何种药物及用量	（1） （2） （3）
3. 开始用药时间	4. 停止用药时间
5. 因毒副作用，修改治疗方案	
6. 副作用	
肝功能检查 肾功能检查	

七、症状

暴露后4周内是否出现急性HIV感染症状 （1）是□ （2）否□
何种症状　　　　　　　　　持续时间
备注：

八、HIV血清学检查

	项目	日期	结果	项目	日期	结果
暴露后即刻						
暴露后4周						
暴露后8周						
暴露后12周						
暴露后6个月						

备注：

九、结论

1. 暴露后未感染HIV□　　　　　　　2. 暴露后感染HIV□

备注：

注：此表原件须留档备查，复印件（或扫描件）及时交至上海市疾病预防控制中心。

填表单位：　　　　　　　　　　　　　　填表人：
审核人：　　　　　　　　　　　　　　　填表时间：　　年　　月　　日
　　　　　　　　　　　　　　　　　　　联系电话：

附表 7-2　艾滋病防治工作人员职业暴露事故汇总表（2020 年版）

编号	工作单位	发生时间	发生地点	暴露方式与级别	感染源级别	紧急局部处理	处理方案	首次用药时间（暴露后几小时或几天）	药物毒副作用	抗 HIV-1/2 抗体检测结果（即刻、4 周、8 周、12 周、6 个月）

注：此表为半年报，请在每年 1 月 5 日、7 月 5 日前以电子版格式交至上海市浦东新区疾病预防控制中心艾滋病性病防治科。

填表单位（盖章）：　　　　　　　　　　　　填表人：

审核人：　　　　　　　　　　　　　　　　　填表日期：　　　年　　月　　日

第七章
艾滋病病毒职业暴露预防处置

附件 7-1 医务人员艾滋病病毒职业暴露防护工作指导原则（试行）

第一章 总 则

第一条 为维护医务人员的职业安全，有效预防医务人员在工作中发生职业暴露感染艾滋病病毒，制定本指导原则。

第二条 本指导原则所称艾滋病病毒职业暴露是指医务人员从事诊疗、护理等工作过程中意外被艾滋病病毒感染者或者艾滋病病人的血液、体液污染了皮肤或者黏膜，或者被含有艾滋病病毒的血液、体液污染了的针头及其他锐器刺破皮肤，有可能被艾滋病病毒感染的情况。

第三条 各级各类医疗卫生机构应当按照本指导原则的规定，加强医务人员预防与控制艾滋病病毒感染的防护工作。

第二章 预 防

第四条 医务人员预防艾滋病病毒感染的防护措施应当遵照标准预防原则，对所有病人的血液、体液及被血液、体液污染的物品均视为具有传染性的病源物质，医务人员接触这些物质时，必须采取防护措施。

第五条 医务人员接触病源物质时，应当采取以下防护措施：

（一）医务人员进行有可能接触病人血液、体液的诊疗和护理操作时必须戴手套，操作完毕，脱去手套后立即洗手，必要时进行手消毒。

（二）在诊疗、护理操作过程中，有可能发生血液、体液飞溅到医务人员的面部时，医务人员应当戴手套、具有防渗透性能的口罩、防护眼镜；有可能发生血液、体液大面积飞溅或者有可能污染医务人员的身体时，还应当穿戴具有防渗透性能的隔离衣或者围裙。

（三）医务人员手部皮肤发生破损，在进行有可能接触病人血液、体液的诊疗和护理操作时必须戴双层手套。

第六条 医务人员在进行侵袭性诊疗、护理操作过程中，要保证充足的光线，并特别注意防止被针头、缝合针、刀片等锐器刺伤或者划伤。

第七条 使用后的锐器应当直接放入耐刺、防渗漏的利器盒，或者利用针头处理设备进行安全处置，也可以使用具有安全性能的注射器、输液器等医用锐器，以防刺伤。

禁止将使用后的一次性针头重新套上针头套。禁止用手直接接触使用后的针头、刀片等锐器。

第三章 发生职业暴露后的处理措施

第八条 医务人员发生艾滋病病毒职业暴露后，应当立即实施以下局部处理措施：

（一）用肥皂液和流动水清洗污染的皮肤，用生理盐水冲洗黏膜。

（二）如有伤口，应当在伤口旁端轻轻挤压，尽可能挤出损伤处的血液，再用肥皂液和流动水进行冲洗；禁止进行伤口的局部挤压。

（三）受伤部位的伤口冲洗后，应当用消毒液，如75%酒精或者0.5%碘伏进行消毒，并包扎伤口；被暴露的黏膜，应当反复用生理盐水冲洗干净。

第九条 医务人员发生艾滋病病毒职业暴露后，医疗卫生机构应当对其暴露的级别和暴露源的病毒载量水平进行评估和确定。

第十条 艾滋病病毒职业暴露级别分为三级。

发生以下情形时，确定为一级暴露：

（一）暴露源为体液、血液或者含有体液、血液的医疗器械、物品；

（二）暴露类型为暴露源沾染了有损伤的皮肤或者黏膜，暴露量小且暴露时间较短。

发生以下情形时，确定为二级暴露：

（一）暴露源为体液、血液或者含有体液、血液的医疗器械、物品；

（二）暴露类型为暴露源沾染了有损伤的皮肤或者黏膜，暴露量大且暴露时间较长；或者暴露类型为暴露源刺伤或者割伤皮肤，但损伤程度较轻，为表皮擦伤或者针刺伤。

发生以下情形时，确定为三级暴露：

（一）暴露源为体液、血液或者含有体液、血液的医疗器械、物品；

（二）暴露类型为暴露源刺伤或者割伤皮肤，但损伤程度较重，为深部伤口或者割伤物有明显可见的血液。

第十一条　暴露源的病毒载量水平分为轻度、重度和暴露源不明三种类型。

经检验，暴露源为艾滋病病毒阳性，但滴度低、艾滋病病毒感染者无临床症状、CD4 计数正常者，为轻度类型。

经检验，暴露源为艾滋病病毒阳性，但滴度高、艾滋病病毒感染者有临床症状、CD4 计数低者，为重度类型。

不能确定暴露源是否为艾滋病病毒阳性者，为暴露源不明型。

第十二条　医疗卫生机构应当根据暴露级别和暴露源病毒载量水平对发生艾滋病病毒职业暴露的医务人员实施预防性用药方案。

第十三条　预防性用药方案分为基本用药程序和强化用药程序。基本用药程序为两种逆转录酶制剂，使用常规治疗剂量，连续使用 28 天。强化用药程序是在基本用药程序的基础上，同时增加一种蛋白酶抑制剂，使用常规治疗剂量，连续使用 28 天。

预防性用药应当在发生艾滋病病毒职业暴露后尽早开始，最好在 4 小时内实施，最迟不得超过 24 小时；即使超过 24 小时，也应当实施预防性用药。

发生一级暴露且暴露源的病毒载量水平为轻度时，可以不使用预防性用药；发生一级暴露且暴露源的病毒载量水平为重度或者发生二级暴露且暴露源的病毒载量水平为轻度时，使用基本用药程序。

发生二级暴露且暴露源的病毒载量水平为重度或者发生三级暴露且暴露源的病毒载量水平为轻度或者重度时，使用强化用药程序。

暴露源的病毒载量水平不明时，可以使用基本用药程序。

第十四条　医务人员发生艾滋病病毒职业暴露后，医疗卫生机构应当给予随访和咨询。随访和咨询的内容包括：在暴露后的第 4 周、第 8 周、第 12 周及 6 个月时对艾滋病病毒抗体进行检测，对服用药物的毒性进行监控和处理，观察和记录艾滋病病毒感染的早期症状等。

第四章　登记和报告

第十五条　医疗卫生机构应当对艾滋病病毒职业暴露情况进行登记，登记的内容包括：艾滋病病毒职业暴露发生的时间、地点及经过；暴露方式；暴露的具体部位及损伤程度；暴露源种类和含有艾滋病病毒的情况；处理方法及处理经过，是否实施预防性用药、首次用药时间、药物毒副作用及用药的依从性情况；定期检测及随访情况。

第十六条　医疗卫生机构每半年应当将本单位发生艾滋病病毒职业暴露情况进行汇总，逐级上报至省级疾病预防控制中心，省级疾病预防控制中心汇总后上报中国疾病预防控制中心。

第五章 附 则

第十七条 本指导原则所称医疗卫生机构指依照《医疗机构管理条例》的规定取得《医疗机构执业许可证》的机构及疾病预防控制机构、采供血机构。

公安、司法等有关部门在发生艾滋病病毒职业暴露后的处理方面，可以参照本指导原则。

第十八条 本指导原则所称体液包括羊水、心包液、胸腔液、腹腔液、脑脊液、滑液、阴道分泌物等人体物质。

第十九条 本指导原则自 2004 年 6 月 1 日起实施。

参考文献

[1] 梁国钧. 医疗机构性病防治指南［M］. 长沙：湖南科学技术出版社，2012.

[2] 万绍平. 高危人群艾滋病综合干预操作手册［M］. 成都：四川科学技术出版社，2012.

[3] 吴尊友. 艾滋病检测咨询实用手册［M］. 北京：人民卫生出版社，2013.

[4] 康来仪，潘孝彰. 艾滋病防治学［M］. 上海：复旦大学出版社，2008.

[5] GREGG M B. Field Epidemiology［M］.3rd ed. Oxford：Oxford University Press，2008.

[6] 董柏青，景怀琦，林玫，等. 传染病预防控制技术与实践［M］. 2版. 北京：人民卫生出版社，2020.

[7] Center for Disease Control and Prevention. Principles of Epidemiology in Public Health Practice［M］.3rd ed. Atlanta：Center for Disease Control and Prevention，2008.

[8] WHITE K L. Healing the Schism：Epidemiology，Medicine，and the Public's Health［M］.New York：Springer-Verlag New York Inc，1991.

[9] 于宗富. 同性恋大学生艾滋病预防与干预［M］. 南京：东南大学出版社，2019.

[10] 邹克扬，贾敏. 大学生性教育与艾滋病、性病防治［M］. 北京：北京师范大学出版社，2009.

[11] 潘绥铭. 艾滋病问题的社会建构［M］. 武汉：华中科技大学出版社，2019.

[12] UNAIDS. Resources. Press Centre［EB/OL］.（2020-10-05）［2021-05-04］. https：//www.unaids.org/en/resources/presscentre.

[13] 中国性病艾滋病防治协会. 创新技术策略探索［EB/OL］.（2020-10-06）［2021-03-07］.http：//www.aids.org.cn/article-list？column_id=51.

[14] 中国疾病预防控制中心性病艾滋病预防控制中心. 工作进展［EB/OL］.（2020-11-05）［2021-02-27］.http：//ncaids.chinacdc.cn/fzyw_10256/gzjz_10269/.

[15] 中国疾病预防控制中心性病艾滋病预防控制中心. 艾滋病病毒感染者随访工作指南（2016年版）［Z］. 北京：中国疾病预防控制中心，2016.